小児泌尿器科
ハンドブック

Handbook of Pediatric Urology

前神奈川県立こども医療センター
泌尿器科部長

寺島和光　著

南山堂

口絵 iii

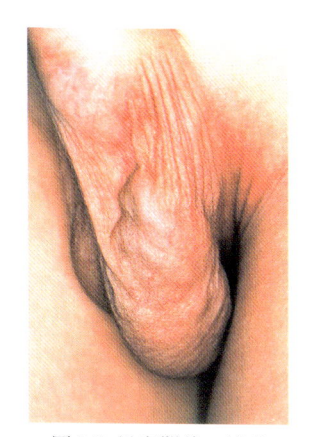

図 1-2 思春期前の精索静脈瘤（⇨ 10 頁）

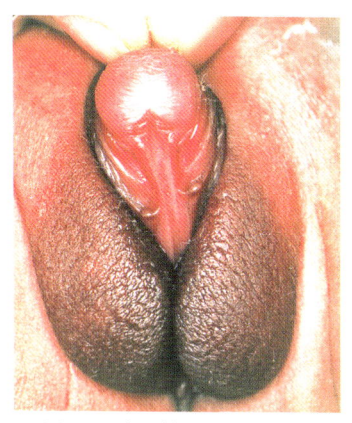

図 12-9 先天性副腎過形成の外性器（⇨ 157 頁）

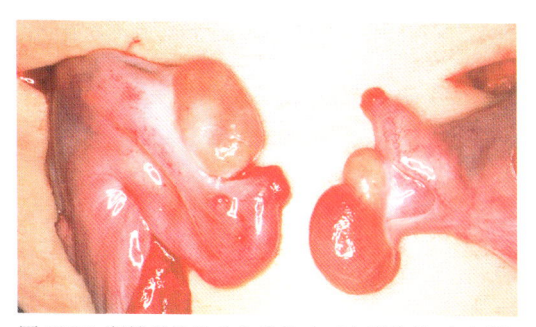

図 12-13 卵精巣性性分化異常症（左卵精巣, 右卵巣）（⇨ 162 頁）

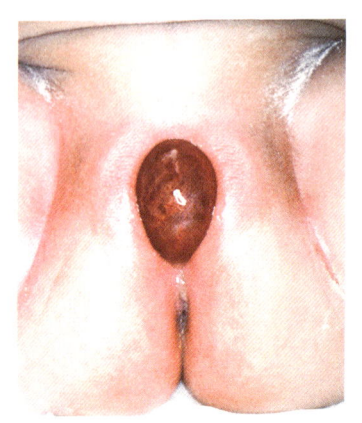

図13-5 尿道外に脱出した尿管瘤 (⇨171頁)

図13-6 尿道脱 (⇨171頁)

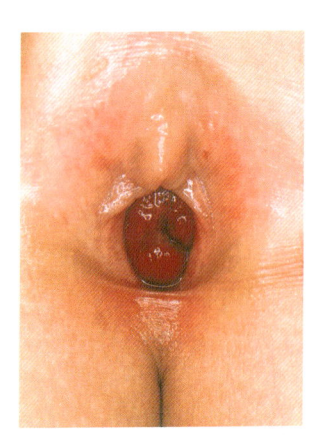

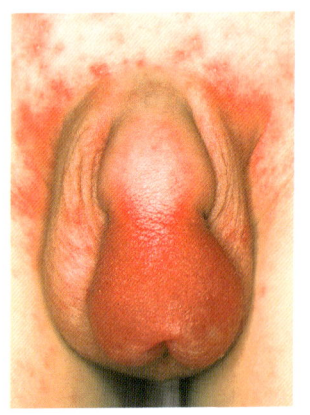

図14-3 亀頭包皮炎 (⇨173頁)

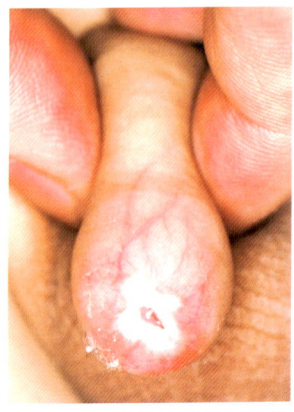

図14-5 閉塞性乾燥性亀頭炎 (⇨175頁)

口　絵　v

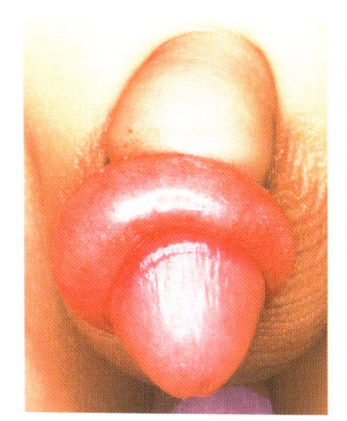

図 14-4A 嵌頓包茎（新鮮例）
（⇨ 174 頁）

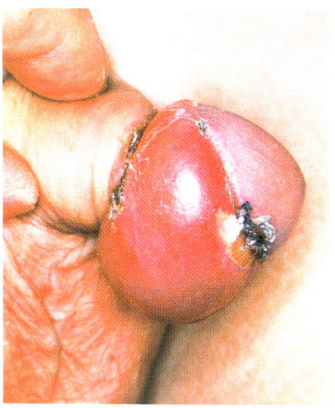

図 14-4B 嵌頓包茎
（24 時間以上経過）（⇨ 174 頁）

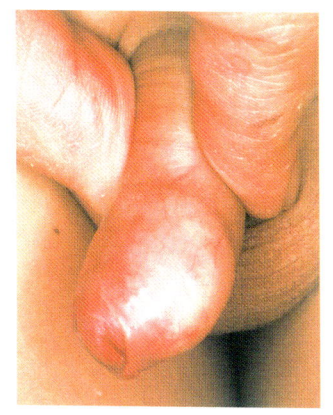

図 14-6 恥垢（⇨ 175 頁）

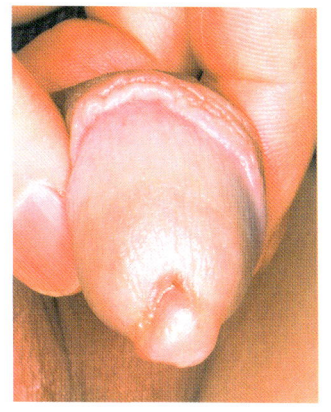

図 14-25 傍尿道口囊腫
（⇨ 200 頁）

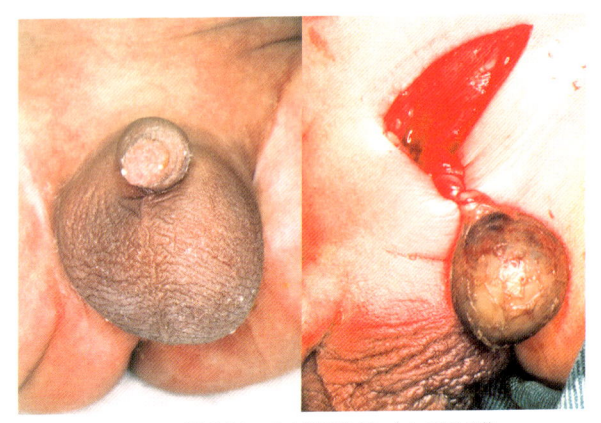

図17-4 新生児の左精巣捻転（⇨228頁）

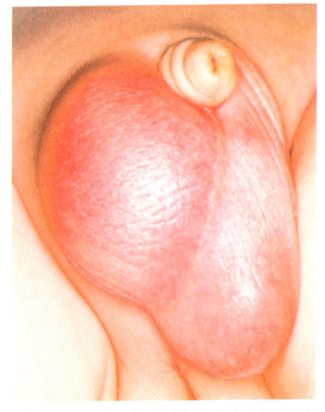

図17-5A 右精巣捻転（⇨229頁）

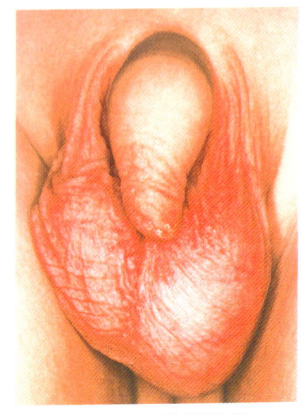

図17-6 左精巣腫瘍
（⇨229頁）

口絵 vii

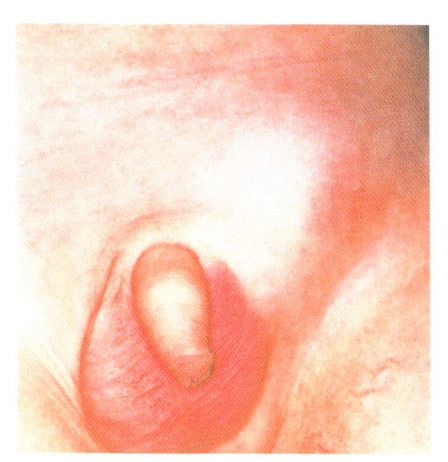

図 17-7 左鼠径部精巣の捻転
(⇨ 230 頁)

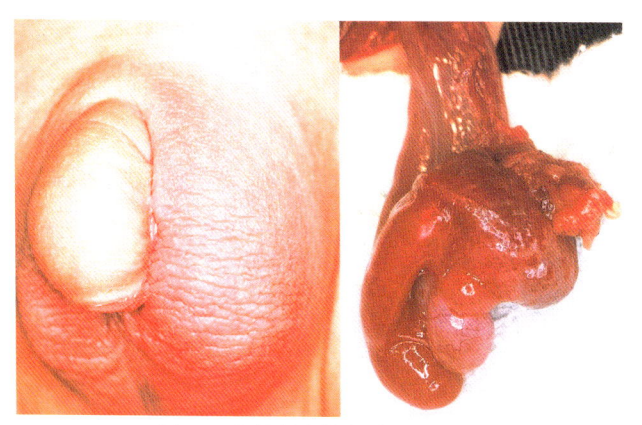

図 17-8 左精巣上体炎 (⇨ 232 頁)

viii 口 絵

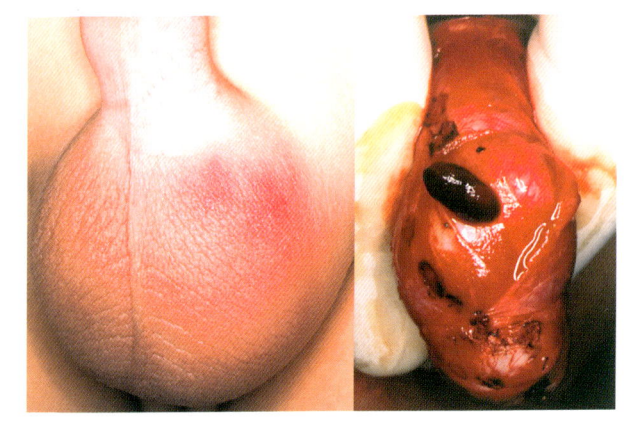

図 17-10 左精巣垂捻転（⇨ 234 頁）

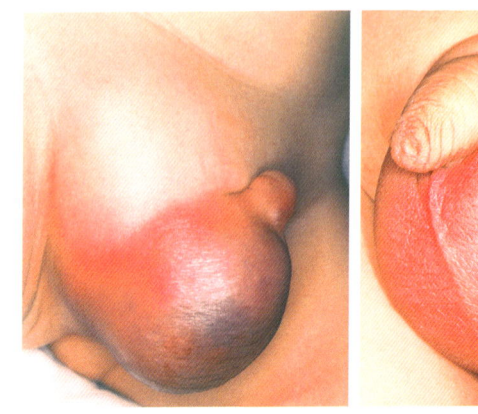

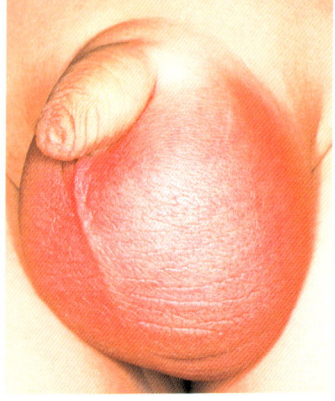

図 17-11 右嵌頓ヘルニア
（⇨ 236 頁）

図 17-12 左陰嚢内血腫（⇨ 236 頁）

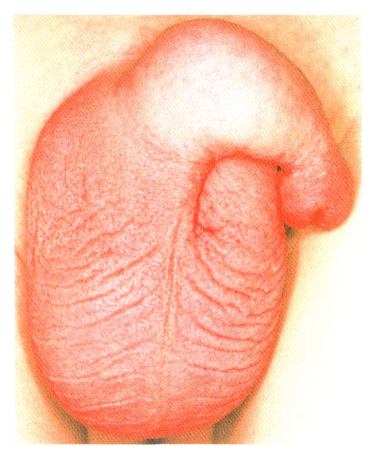

図17-13 特発性陰囊浮腫（⇨ 237 頁）

序

　小児泌尿器科学 Pediatric Urology は泌尿器科学の一分野であるが，成人泌尿器科学 Adult Urology とは種々の面で異なる．成人ではほとんどが後天性疾患であるが，小児では停留精巣や膀胱尿管逆流などの先天性疾患が圧倒的に多い．成人の手術は摘除術や切除術が中心となるのに対して，小児では広義の形成術が大多数を占める．両者に共通する疾患や手術は少ない．一般泌尿器科医は，小児泌尿器疾患に対してはまったく別の科の患者を診療するくらいの心構えと相応の能力が求められる．小児科の基本的な知識も欠かせない．言い古されたことではあるが，「子供は大人を小さくしたものではない」はまさに至言である．また診療の場には必ず親が加わるので，親との信頼関係もきわめて大切であるが，その一方では医師が最良と考える治療方針でも親の意向に反すれば変えざるをえないという難しい問題もおこりうる．

　患児にはこの先長い長い人生がある．一生闘い続けなければならない病気を持っていることもある．1歳で治療を受けた子供はこれから70年も80年も生きるのであり，治療結果のわずかな違いが子供の運命を左右することさえある．医師は自分に課せられた責務の重さを肝に銘じて治療にあたらねばならない．

　本書は主に一般泌尿器科医を対象にした小児泌尿器科の解説書であるが，小児外科医，小児科医，研修医にも役立つように平易かつコンパクトにまとめ，図も豊富に載せた．携帯に便利なようにハンドブックサイズにしたため，図表の文字が小さくなったのはお許し願いたい．なお引用文献は列記せず，主なものだけを参考文献として年代順に記載したことをお断りする．

**　　子供には，すべての最も大きな可能性がある**
トルストイ

2005年3月

寺島　和光

目　次

1. 小児泌尿器疾患の診断　　1

- Ⅰ. 特徴と症状 …………………………………… 1
- Ⅱ. 先天奇形症候群と尿路性器異常 …………… 6
- Ⅲ. 理学的検査 …………………………………… 6
- Ⅳ. 尿検査 ………………………………………… 11
- Ⅴ. 腎機能検査 …………………………………… 12
- Ⅵ. 画像診断 ……………………………………… 14
- Ⅶ. 核医学検査 …………………………………… 17

2. 血　尿　　20

- 1. 概　念 ………………………………………… 20
- 2. 診断と治療 …………………………………… 20
- 3. 血尿をきたす主な疾患（尿路系以外）……… 23

3. 尿路感染症　　26

- 1. 病　態 ………………………………………… 26
- 2. 症状と診断 …………………………………… 28
- 3. 治　療 ………………………………………… 30
- 4. 特殊な腎・尿路感染症 ……………………… 31

4. 水腎症　　34

- 1. 原　因 ………………………………………… 34
- 2. 特　徴 ………………………………………… 34
- 3. 症　状 ………………………………………… 34
- 4. 診断と評価 …………………………………… 36
- 5. 治　療 ………………………………………… 43
- 6. 予　後 ………………………………………… 47

5. 腎の先天異常　48

- Ⅰ. 腎無発生 …………………………………48
- Ⅱ. 融合腎と異所性腎 …………………………49
- Ⅲ. 囊胞性腎疾患 ………………………………51
  1. 多囊胞性腎 …………………………………51
  2. 常染色体劣性多発性囊胞腎 ………………55
  3. 常染色体優性多発性囊胞腎 ………………56
  4. 多房性腎囊胞 ………………………………57
  5. 髄質海綿腎 …………………………………58

6. 巨大尿管（水尿管症）　60

1. 定義と分類 …………………………………60
2. 症状と診断 …………………………………61
3. 治　療 ………………………………………62

7. 重複尿管, 尿管異所開口, 尿管瘤　69

- Ⅰ. 重複尿管 ……………………………………69
- Ⅱ. 尿管異所開口 ………………………………73
  1. 病　態 ………………………………………73
  2. 症　状 ………………………………………73
  3. 検査と診断 …………………………………73
  4. 治　療 ………………………………………75
- Ⅲ. 尿 管 瘤 ……………………………………79
  1. 病　態 ………………………………………79
  2. 症　状 ………………………………………79
  3. 検査と診断 …………………………………80
  4. 治　療 ………………………………………83

8. 膀胱尿管逆流　86

1. 概　念 ………………………………………86
2. 原発性 VUR と続発性 VUR ………………86
3. 病　態 ………………………………………87
4. 症状と診断 …………………………………92

5. 治　療 …………………………………………………94
　　6. 予　後 …………………………………………………101

9. 膀胱・尿道の先天異常　　103

Ⅰ. 膀胱憩室 ………………………………………………… 103
Ⅱ. 尿膜管異常 ……………………………………………… 103
Ⅲ. 膀胱外反，尿道上裂，総排泄腔外反 ………………… 105
Ⅳ. 後部尿道弁 ……………………………………………… 108
　　1. 病　態 ………………………………………………… 108
　　2. 症状と診断 …………………………………………… 109
　　3. 治　療 ………………………………………………… 109
　　4. 合併症の治療 ………………………………………… 113
　　5. 予　後 ………………………………………………… 114
Ⅴ. 前部尿道弁，前部尿道憩室 …………………………… 115
Ⅵ. 先天性尿道狭窄 ………………………………………… 117
Ⅶ. 前立腺小室囊胞（ミュラー管囊胞）………………… 119
Ⅷ. 重複尿道 ………………………………………………… 120
Ⅸ. 巨大尿道 ………………………………………………… 122

10. 神経因性膀胱　　123

　　1. 概念と病態 …………………………………………… 123
　　2. 検査と診断 …………………………………………… 124
　　3. 合併症 ………………………………………………… 128
　　4. 治　療 ………………………………………………… 130
　　5. 予　後 ………………………………………………… 132

11. 機能障害性排尿と尿失禁　　133

Ⅰ. 機能障害性排尿 ………………………………………… 133
Ⅱ. 夜尿症 …………………………………………………… 138
　　1. 概　念 ………………………………………………… 138
　　2. 病　因 ………………………………………………… 138
　　3. 評　価 ………………………………………………… 139
　　4. 治　療 ………………………………………………… 140
Ⅲ. 昼間尿失禁 ……………………………………………… 142

12. 性分化異常　143

- I. 正常の性分化 …………………………………… 143
- II. 性分化疾患の分類 ……………………………… 148
- III. 性分化疾患の診断と治療 ……………………… 150

13. 女子の外陰部異常　168

- I. 陰唇癒着 ………………………………………… 168
- II. 腟欠損 …………………………………………… 168
- III. 処女膜閉鎖 ……………………………………… 169
- IV. 傍尿道嚢腫 ……………………………………… 169
- V. 尿管瘤の尿道外脱出 …………………………… 170
- VI. 尿道脱 …………………………………………… 171

14. 陰茎の異常　172

- I. 包茎 ……………………………………………… 172
  1. 包茎の合併異常 ……………………………… 172
  2. 合併異常の治療 ……………………………… 175
  3. 包茎の治療 …………………………………… 177
- II. 尿道下裂 ………………………………………… 180
  1. 病因 …………………………………………… 180
  2. 病態 …………………………………………… 181
  3. 診断 …………………………………………… 185
  4. 治療 …………………………………………… 185
  5. 術後合併症とフォローアップ ……………… 194
- III. その他の陰茎の異常 …………………………… 198
  1. ミクロペニス（小陰茎） …………………… 198
  2. 埋没陰茎 ……………………………………… 199
  3. 傍尿道口嚢腫 ………………………………… 200
  4. 重複陰茎 ……………………………………… 200
  5. 陰茎欠損 ……………………………………… 200

15. 停留精巣と遊走精巣　　202

1. 精巣の位置異常と欠損 …………………… 202
2. 病　態 …………………………………… 203
3. 合併症 …………………………………… 204
4. 診　断 …………………………………… 206
5. 治　療 …………………………………… 208
6. 予後とフォローアップ ………………… 217

16. 精巣水瘤と精索水瘤　　219

1. 分　類 …………………………………… 219
2. 症状と診断 ……………………………… 220
3. 治　療 …………………………………… 222

17. 急性陰嚢症　　224

Ⅰ. 精巣捻転 ………………………………… 224
　1. 病　態 ………………………………… 224
　2. 症状と診断 …………………………… 227
　3. 治　療 ………………………………… 230
Ⅱ. 精巣上体炎 ……………………………… 231
Ⅲ. 精巣付属器捻転 ………………………… 233
Ⅳ. その他の急性陰嚢症 …………………… 234
　1. 嵌頓ヘルニア ………………………… 234
　2. 陰嚢部外傷 …………………………… 235
　3. シェーンライン・ヘノッホ紫斑症 … 235
　4. 特発性陰嚢浮腫 ……………………… 236

　　日本語索引 …………………………… 239
　　外国語索引 …………………………… 243

1 小児泌尿器疾患の診断

Ⅰ. 特徴と症状

● 小児泌尿器疾患の特徴

(1) 患者数の約7割は停留精巣や膀胱尿管逆流（vesicoureteral reflux：VUR）などの先天性疾患（先天異常）である．

(2) 1患者が水腎症とVURなど複数の泌尿器疾患を有することがあり，さらに他臓器に別の先天異常を合併していることもまれではない．

(3) 男女比はほぼ3：1と男児が多く，また性器系疾患と尿路系疾患の比率はほぼ2：1である．

(4) 胎児の超音波検査の普及により，新生児・乳児期から泌尿器科医が関わる尿路系疾患が以前よりも多くなった．しかし新生児期に緊急手術が必要な疾患（精巣捻転など）は少ない．

(5) 停留精巣や尿道下裂などの手術年齢が以前よりも低くなった．他方，水腎症や巨大尿管では非手術例が増えた．

(6) 長期間の経過観察が必要な疾患が多い．例えば停留精巣は，1歳頃に手術を終えていても，重大な合併症である不妊症と腫瘍発生が問題になる時期は20〜30歳代であるから，理想的にはその年齢までフォローすべきである．高度のVURは，たとえ早期手術で逆流を治しても，腎障害が進行して思春期後に腎不全に陥ることがある．

(7) 成人に対しては一般的な検査法でも，小児では侵襲的なために制約されることがある．例えば年少児のCTスキャンやレノグラフィには鎮静が必要であり，膀胱鏡検査は全身麻酔下に行わなければならない．また放射線の被曝量をできるだけ減らすことは成人以上に重要なので，膀胱造影などを行うときはきめ細かな配慮が求められる．

(8) 小児に対して使用が許可されていないか，使用時には副作用に特に注意を要する薬剤が少なくない．例えば抗菌薬ではニューキノロン系の多くは使用が許可されていないし，非ス

テロイド抗炎症薬を解熱薬として投与する場合も，使用できる種類はごく限られる．

● 症状の特徴

(1) 病歴は患児本人や親から聴取するが，本人からの訴えは当然ながら不十分で不正確なことがある．親からの情報も先入観が入ったり感情に流されたりして，常に客観的であるとはかぎらない．しかし詳細な病歴聴取が診断のための重要な第一歩であることはいうまでもない．
(2) 症状は非特異的なものが多い．つまり尿路系あるいは性器系に特徴的な症状が現れにくく，他方では一見無関係に思われる症状が現れることがある．例えば腎盂腎炎で下痢を発症することがある．
(3) 発熱や食欲不振などの全身症状が目立ちやすく，局所症状が少ない．
(4) 発熱は最も重要な，頻度の高い症状である．小児の発熱をみたときは，気道感染症や中耳炎などともに常に尿路感染症の可能性を考えるべきである．
(5) 同じ疾患でも，年齢によって症状の内容や程度に差があることが少なくない．
(6) 発症年齢が特徴的な疾患がある．例えば精巣腫瘍の好発年齢が1〜2歳であるのに対して，鑑別診断として重要な精巣捻転は新生児期と思春期に発症のピークがある．

● 全身症状

(1) 発熱，不機嫌，不活発，食欲不振，体重増加不良／減少，顔色不良，浮腫，痙攣，黄疸などが主なものである．
(2) 発熱は腎盂腎炎によることが多いが，腎膿瘍，巣状細菌性腎炎，精巣上体炎，精巣炎なども原因となる．黄疸が腎盂腎炎で発症することがあるが，これは細菌毒素による肝炎（toxic hepatitis）のためとされている．

● 疼痛
(1) 腹痛（側腹痛，腰背痛を含む）は水腎・水尿管症などの尿路通過障害，尿路結石，尿路感染症などが主な原因である．
(2) 水腎症による疼痛は一般には鈍痛であるが，嘔吐を伴う疝痛発作があれば間欠性水腎症の可能性がある．
(3) 精巣捻転や精巣上体炎も腹痛の原因となりうる．停留精巣も時に捻転をおこして下腹部痛の原因になる．
(4) 陰嚢部痛は精巣捻転，精巣上体炎，精巣炎のことが多いが，精巣垂などの精巣付属器捻転によることもある．繰り返す精巣痛は間欠性精巣捻転の可能性がある．
(5) 陰茎痛はほとんどが亀頭包皮炎によるが，単に勃起時に痛みを訴える小児もいる．
(6) 女児の外陰部痛は陰門腟炎や膀胱尿道炎のことが多いが，腟内異物の可能性も忘れてはならない．

● 消化器症状
(1) 嘔気，嘔吐，下痢などの消化器症状が水腎症，尿路結石，腎盂腎炎などによることもある．その場合は腹痛や発熱を伴うことが多いが，常にそうとはかぎらない．
(2) 腎不全も消化器症状を主訴として発見されることがある．

● 腫瘤
(1) 小児の腹部腫瘤の原因は，内科的疾患では白血病，リンパ腫などであり，外科的疾患では尿路および後腹膜由来のものが多い．これには水腎症，多嚢胞性腎，多発性囊胞腎，神経芽腫，ウィルムス腫瘍などが含まれるが，全体の2/3は腎由来であり，その中でも水腎症が圧倒的に多い．
(2) 下腹部腫瘤では緊満した膀胱，膀胱肉腫，卵巣腫瘍・嚢腫，腟子宮留水症などが重要である．腹部膨満の原因の一つである腹水の成分が尿のことがある．
(3) 鼠径部腫瘤は鼠径ヘルニアが多いが，停留精巣や精索水瘤のこともある．
(4) 陰嚢内腫瘤で軟らかいものは精巣水瘤や鼠径ヘルニアである

が，硬いものは精巣腫瘍や精巣捻転など緊急性のある疾患が多い．

● 排尿，尿量の異常
(1) 頻尿は排尿回数が正常より多い状態で，学童で1日10回以上あれば頻尿である．
(2) 頻尿は膀胱尿道炎，多量の残尿，多尿などが原因となるが，小児で最も多いのは心因性のものであり，神経性頻尿と呼ばれる．この場合は頻尿の程度が変動しやすく，睡眠中はほとんど排尿しないのが特徴である．
(3) 稀尿（排尿回数の減少）は尿量減少のほかに，亀頭包皮炎などによる疼痛のために排尿をがまんしておこることもある．VUR児の膀胱容量は正常よりも大きいことが多いので，排尿回数は少ない．
(4) 多尿は多飲などによる生理的なものが多いが，ときには腎機能低下例や，まれには尿崩症例もある．
(5) 乏尿は発汗や下痢など脱水によることが多いが，浮腫や尿路閉塞によるものもある．
(6) 正常児の膀胱容量，排尿回数，尿量は**表1-1**のようになるが，おおまかな正常膀胱容量は次のように計算される．なお夜間の容量は昼間のそれより1.5〜2倍多い．

　　2歳未満の膀胱容量（mL）＝ 7 ×体重（kg）
　　2〜11歳の膀胱容量（mL）＝［年齢＋ 2］× 25

表1-1　正常の膀胱容量，1日の排尿回数，尿量

年齢（歳）	膀胱容量(mL)	排尿回数（回）	1日尿量(mL)
〜 0.5	30 〜 50	15 〜 25	30 〜 300
0.5 〜 1	50 〜 70	10 〜 15	300 〜 400
1 〜 3	70 〜 130	6 〜 12	400 〜 600
3 〜 5	130 〜 180	5 〜 9	600 〜 700
5 〜 7	180 〜 230	4 〜 7	700 〜 900
7 〜 12	230 〜 350	4 〜 6	900 〜 1,400

> 胎児は胎生 9 週頃に尿産生を始める．成長に伴って尿排泄量は急速に増加し，30 週には時間あたりの尿量は約 15mL/h に，生まれる直前（40 週）には約 50mL/h にも達する．つまり胎児は極端な多尿状態にある．この利尿効果が腎盂や腎杯に影響をおよぼして，本来はごく軽度の腎盂拡張が，超音波検査上は高度の水腎症と判定されることが十分ありうる．生まれた途端に尿量は急激に減少し，生後 1 日目は約 3mL/h，1 カ月目は約 10mL/h，1 歳でも約 17mL/h である．胎児期水腎症が生後に高率に「自然軽快」する理由の一つは，周産期におけるダイナミックな尿量の変化によると思われる．
>
> 一方，羊水の大部分は胎児の尿由来なので，両側の高度の腎障害や尿路通過障害があると尿量が減少して羊水過少症をきたし，これが胎児肺低形成の原因になる（その極端な例が Potter 症候群である）．

(7) 排尿痛は炎症（膀胱尿道炎，亀頭包皮炎）によることが多いが，尿道狭窄などによる排尿障害でもみられる．発熱時などに濃縮された尿が尿道を刺激して排尿痛を訴えることもある．
(8) 排尿困難・尿閉は尿道の異常（尿道弁，異所性尿管瘤，異物），高度包茎，炎症などによる疼痛，神経因性膀胱などによっておこるが，大量の糞塊，腟子宮留水症，骨盤内腫瘍も原因となりうる．しかし小児では明らかな排尿困難があるにもかかわらず，それを訴えないことがある．一方では原因が特定できない尿閉もときどきみられる．
(9) 尿失禁は夜尿症のように基礎疾患がないものが多いが，尿道弁や VUR などの膀胱尿道疾患が原因のものもある．ときには潜在性二分脊椎による神経因性膀胱が発見されることもある．切迫性尿失禁は機能障害性排尿の可能性もある．膀胱尿道炎などの炎症も失禁をきたす．女子で少量の失禁が常にみられるときは，尿管異所開口の可能性がある．

● 尿の性状の異常

(1) 新鮮尿が白濁していれば膿尿のことが多い．特に悪臭を伴うものはその可能性が高い．緑膿菌感染による膿尿はやや青緑色を呈する．しばらく放置してから混濁する尿は塩類尿であり，このうち尿酸塩はレンガ色を呈するので血尿とまぎらわしい．
(2) 尿の色や臭いが異常をきたす内科的疾患には肝疾患，ポルフィリア，フェニルケトン尿症などがある．

Ⅱ．先天奇形症候群と尿路性器異常

小児の尿路性器異常の多くは先天性であり，これら異常が単独の疾患として発生することが多いが，いわゆる先天奇形症候群（congenital malformation syndrome）に合併するものも少なくない．例えば Prader-Willi 症候群にしばしば停留精巣が合併することはよく知られているが，このほかにも Rubinstein-Taybi 症候群（重複尿管，停留精巣），Turner 症候群（馬蹄腎）など多くの症候群がある．このため，尿路性器異常をみたら常にその可能性を考えるべきであり，一方では奇形症候群の患児を診療するときは念のため尿路性器異常がないかを調べることも必要である．その場合，異常が1種類だけとはかぎらない（表 1-2）．

Ⅲ．理学的検査

小児の診察では主訴としている内容に限局するのではなく，広く全身状態を観察することが大切であり，さらに他臓器の異常の可能性を常に念頭におく必要がある．

● 腹部と背部

(1) 視診で左右の対称性，膨隆，腫瘤などを観察する．触診で腎などの腹部臓器，腹水や腫瘤の有無を調べる．小児の膀胱は充満していれば容易に触れることができる．側腹部痛を訴えるときは，背部の肋骨脊柱角（CVA）を叩いて腎の叩打痛

表1-2 尿路性器異常を合併しうる先天奇形症候群

症　候　群	尿路性器異常の内容
Aarskog症候群	尿道下裂，停留精巣，襟巻様陰嚢
Apert症候群	腎嚢胞，水腎症
Bardet-Biedl症候群	腎機能障害，性腺発育不全，尿道下裂，停留精巣
Brachmann-de Lange症候群	腎嚢胞，馬蹄腎，水腎症，尿道下裂，停留精巣
CHARGE連合[1]	性腺発育不全，尿道下裂，停留精巣
Denys-Drash症候群	腎症，性分化異常，Wilms腫瘍
Down症候群	性腺発育不全，停留精巣
Dubowitz症候群	尿道下裂，停留精巣
Ehlers-Danlos症候群	水腎症
Fraser症候群	腎異形成，腎欠損，尿道下裂，停留精巣
Goldenhar症候群	腎欠損，膀胱尿管逆流
Hallermann-Streiff症候群	性腺発育不全，停留精巣
von Hippel-Lindau症候群	腎腫瘍，腎嚢胞
Kallmann症候群	腎欠損，性腺発育不全，停留精巣
結節性硬化症	腎腫瘍，腎嚢胞
Klinefelter症候群	性腺発育不全，尿道下裂，停留精巣
Klippel-Feil症候群	腎欠損，性腺発育不全，尿道下裂，停留精巣
口・顔・指症候群（I型）	腎嚢胞
Lowe症候群	腎尿細管障害，停留精巣
Menkes症候群	水腎症，膀胱尿管逆流，膀胱憩室，停留精巣
毛髪・鼻・指節症候群	馬蹄腎，重複尿管，膀胱尿管逆流，尿道下裂
猫なき症候群	尿道下裂，停留精巣
Noonan症候群	性腺発育不全，尿道下裂，停留精巣
Opitz症候群	尿道下裂，停留精巣
Prader-Willi症候群	性腺発育不全，停留精巣
プルンベリー症候群	水腎・水尿管症，巨大膀胱，膀胱尿管逆流，停留精巣
Rubinstein-Taybi症候群	重複尿管，膀胱尿管逆流，尿道下裂，停留精巣
Russell-Silver症候群	尿道下裂，停留精巣，性分化異常
Sotos症候群	水腎症，膀胱尿管逆流，停留精巣
9pトリソミー症候群	腎低形成，尿道下裂，停留精巣
爪・膝蓋骨症候群	腎機能障害
Turner症候群	馬蹄腎
VATER連合[2]	腎欠損，異所性腎，水腎症，尿道下裂，停留精巣
WAGR症候群[3]	腎腫瘍，水腎症，尿道下裂，停留精巣
Wiedemann-Beckwith症候群	腎腫瘍，尿道下裂，停留精巣
Wolf-Hirschhorn症候群	水腎症，尿道下裂，停留精巣

1) CHARGE：Coloboma of eye, Heart disease, Atresia of choana, Retardation of growth, Genital abnormality, Ear malformation
2) VATER：Vertebral anomaly, Anal atresia, Tracheo-esophageal fistula and Esophageal atresia, Renal and Radial anoamlies（VACTERLともいう）
3) WAGR：Wilms tumor, Aniridia, Genitourinary anomaly, mental Retardation
註1：本表はアルファベット順に並べてあり，発生頻度順ではない．
註2：生命予後がきわめて不良な症候群（18トリソミー症候群，Zellweger症候群など）は省略した．

の有無を調べる.
(2) 背部では腰仙部に注目し,腫瘤,陥凹,異常発毛,色素沈着などがあれば潜在性二分脊椎の可能性を考える.

● 男子の鼠径部および外陰部

(1) 鼠径部では停留精巣が重要である.本症の8割は精巣が触知できるので,診断は視診と触診が基本になる**(第15章「停留精巣と遊走精巣」参照)**.
(2) 陰嚢が左右に分裂した状態を二分陰嚢(bifid scrotum)であり,これに加えて陰嚢と陰茎の位置が上下逆転している状態を陰茎前位陰嚢(penoscrotal transposition)という.これらは尿道下裂のほかに鎖肛にも合併する.
(3) 陰嚢が小さい,つまり発育不全のときは同側の停留精巣の可能性がある.陰嚢腫大は陰嚢内腫瘤か陰嚢そのものの腫大によることが多い.
(4) 陰嚢内腫瘤で軟らかく触れるものは精巣水瘤,精索水瘤,鼠径ヘルニア,精索静脈瘤などであり,充実性で硬いものは精巣腫瘍,精巣捻転,付属器捻転,精巣上体炎,精巣炎などである.陰嚢そのものの腫大は,シェーンライン・ヘノッホ紫斑病か特発性陰嚢浮腫のいずれかのことが多い**(図1-1)**.
(5) 精巣水瘤と陰嚢内までおよんだ鼠径ヘルニアはときに鑑別が難しいが,前者では腫瘤の上縁(鼠径部側)が確認できてくびれがあるのに対して,後者では腫瘤が鼠径部から連続して存在して上縁が不明瞭である.手で圧して腫瘤がグジュグジュと還納されればヘルニアである**(第16章「精巣水瘤と精索水瘤」参照)**.
(6) 精巣腫瘤では精巣腫瘍と精巣捻転の鑑別が特に重要である.年長児の捻転は疼痛や局所の炎症所見を伴うが,年少児ではこのような症状がなくて精巣の腫大のみのことが多いので,触診だけでの鑑別は容易ではない.一般に捻転は腫瘍ほど精巣が極端に大きくなることはない**(第17章「急性陰嚢症」参照)**.
(7) 10歳以後の男子で,立位で陰嚢左上部の静脈が不規則に怒

陰嚢腫大の鑑別

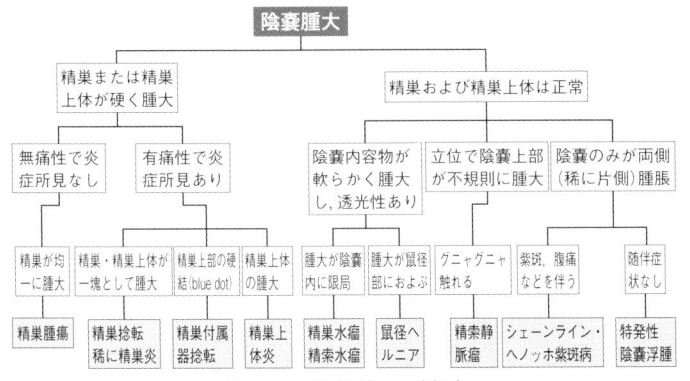

```
                            陰嚢腫大
        ┌──────────────────────┴──────────────────────┐
   精巣または精巣                              精巣および精巣上体は正常
   上体が硬く腫大
   ┌────┴────┐                    ┌──────────────┼──────────────┐
 無痛性で炎    有痛性で炎       陰嚢内容物が       立位で陰嚢上部    陰嚢のみが両側
 症所見なし    症所見あり       軟らかく腫大        が不規則に腫大    (稀に片側)腫脹
                              し,透光性あり
    │    ┌────┬────┬────┐    ┌────┴────┐      │         ┌────┴────┐
  精巣が  精巣・精巣  精巣上部の硬  精巣上体   腫大が陰嚢   腫大が鼠径    グニャグニャ   紫斑,腹痛  随伴症
  均一  上体が一塊  結(blue dot)  の腫大    内に限局    部におよぶ    触れる      などを伴う  状なし
  に腫大  として腫大                                                              
    │      │       │       │       │         │          │         │        │
  精巣腫瘍  精巣捻転  精巣付属  精巣上  精巣水瘤    鼠径ヘル    精索静脈    シェーンライン・ 特発性
        稀に精巣炎  器捻転   体炎   精索水瘤    ニア       瘤       ヘノッホ紫斑病  陰嚢浮腫
```

図 1-1 陰嚢腫大の鑑別

陰嚢腫大の鑑別では，病変が硬いか軟らかいかがポイントになる．硬く触れるものは精巣腫瘍，精巣捻転，精巣炎，精巣付属器捻転，精巣上体炎であり，これ以外のものは基本的には軟らかい．つまり，硬く触れたら捻転や腫瘍など緊急性が高く，重大な疾患の可能性があることを念頭において対応すべきである．

　　　張し，グニャグニャと触れるものは精索静脈瘤である（**図1-2**）．

(8) 陰茎は発育，包茎の程度，尿道口に注目する．陰茎が小さく見えても真の発育不全はきわめてまれで，ほとんどは埋没陰茎であり，肥満児に多い．

(9) 包茎の程度は，包皮を痛がらない程度に強く翻転するようにして調べないとわからない．このようにすると，初めはピンホール状にみえた包皮口が実際にはそれほど狭くないことがよくある．

(10) 尿道口が正常位置よりも近位に開口するものは尿道下裂であるが，位置が正常でも新生児期から亀頭が露出し，背側包皮が過剰で陰茎弯曲があれば，これも広義の尿道下裂（chordee without hypospadias）である（**第14章「陰茎の異常」参照**）．

(11) 高度の尿道下裂に二分陰嚢を合併しているときは，性分化異常の可能性がある．特に精巣の両側または片側が触れないよ

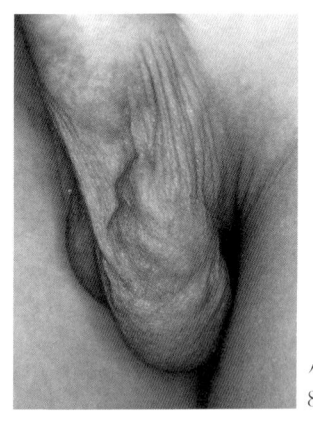

図 1-2 精索静脈瘤
小児では 10 歳以後の発症が多いが，8 歳児の症例報告もある（口絵参照）．

うな症例は，先天性副腎過形成や混合型性腺発生異常症などを考えて早急に精査をする必要がある（**第12章「性分化異常」参照**）．

(12) 包皮内に黄白色のチーズのかたまりのように触れるものは恥垢であり，尿道口付近の囊胞状の腫瘤は傍尿道口囊腫である．亀頭（主に冠状溝付近）に小さなカリフラワー状に盛り上がる病変は尖圭コンジローマの可能性が高い（小児ではまれ）．

● 女子の外陰部

(1) 未熟児では新生児期に陰核がかなり目立つが，病的ではない．しかし明らかな陰核肥大は性分化異常の所見の一つである．同様に陰唇が陰囊様にみえるときも注意を要する．

(2) 診察時に腟口は必ず確認する．陰門が膜で被われたようになって腟口や尿道口がみえないものは陰唇癒着であり，乳幼児に多い．これと，まれな異常である処女膜閉鎖を混同してはならない．

(3) 外陰部腫瘤には傍尿道口囊腫，尿道脱，尿道から脱出した尿管瘤などがある．処女膜の一部が舌状に長く伸びてポリープ状にみえることがある（**第13章「女子の外陰部異常」参照**）．

● 直腸内触診

直腸診は小児においても腟内異物，ミュラー管嚢胞，骨盤内腫瘍などの診断のために有用である．

Ⅳ．尿 検 査

(1) 年少児の尿採取は男女とも原則として採尿バッグを用いるが，できるだけ尿汚染（contamination）を避けるために外陰部を清潔にしてからバッグを貼る．特に細菌培養を行うときは，滅菌生食水を浸したガーゼで清拭した後，乾かしてからバッグを貼るとよい．
(2) 尿検査は採取後1時間以内に行うのが望ましいが，保存するときは冷蔵庫に入れる．長時間放置するとアルカリ尿となり，細菌数が増え，白血球や赤血球などの有形成分が壊れる．尿を室温に5時間放置すると白血球数は約半分に減少する．24時間蓄尿するときは，防腐剤として容器にあらかじめトルエンまたはキシレンを2〜3mL加え，冷暗所に保存する．
(3) 尿検査で泌尿器科的に特に重要な項目は血尿，蛋白尿，白血球尿および細菌尿である．これらに対する検出法として簡便な試験紙法がある．ただし試験紙法は下記のような欠点を理解した上で用いるべきであり，もし判定結果に疑問があるときは，やはりより正確な検査法である細菌培養や尿沈渣の顕微鏡検査を行うのが理想である．
    ① 赤血球検出のための潜血検査は血尿だけでなく，ヘモグロビン尿やミオグロビン尿，さらには強度の細菌尿や白血球尿の存在でも偽陽性になる．なおビタミンC摂取による偽陰性化は現在の試験紙ではほとんどおこらない．採取後長時間放置した尿も偽陰性になりやすい（3時間放置して約1/3が偽陰性化する）．
    ② 蛋白尿検出の試験紙法はアルブミンには特異性が高いが，これ以外の蛋白質であるマイクログロブリンやBence Jones蛋白などでは低いので，症例によってはより鋭敏でグロブリンも検出できるスルホサリチル酸法を行わなけれ

③ 白血球検出の試験紙（白血球反応）は白血球中のエステラーゼ活性を調べるもので，好中球に特異的に反応する．放置した尿は血球成分が経時的に破壊されるが，エステラーゼ活性にはあまり影響を与えない．ただし高比重尿や抗生物質（ゲンタマイシン，セファレキシン，セファロチンなど）の大量投与で偽陰性化する．
④ 細菌検出には亜硝酸塩試験があり，これは主としてグラム陰性桿菌は陽性になるが，グラム陽性球菌には偽陰性になりやすいという欠点があるので，陰性反応は必ずしも細菌尿を否定するものではない．ビタミンCや高比重尿，膀胱内の貯留時間が4時間以内の尿も偽陰性になりやすい．長時間放置した尿も偽陰性になりやすいが，逆に汚染菌が増殖して偽陽性を示すことがある．

V．腎機能検査

(1) 腎機能検査は糸球体機能検査と尿細管機能検査に分けられ，それぞれ各種検査法があるが，疾患の内容や検査の目的によってこれらの中から必要な検査項目を選択することになる．
(2) 内因性クレアチニンクリアランスなど定時の採尿を伴う検査は幼少児では面倒であり，しばしば正確さに欠けるという難点がある．また幼少児の腎はまだ発達段階にあるので，腎機能は月・年齢を十分に考慮して評価しなければならない．例えば糸球体濾過量（GFR）でみると，新生児〜2歳の値は $20〜120mL/分/1.73m^2$ と幅がある（GFRのおよその値は新生児 = $20mL/分$，1週間 = $50mL/分$，6カ月 = $80mL/分$，1歳 = $90mL/分$，2歳以後 = $120mL/分/1.73m^2$）．

● 血清クレアチニン（Scr），血清シスタチンC（CysC）

(1) Scr は GFR と逆相関の関係にあるが，GFR が正常の60%以下にならないと Scr は上昇しない．これに対して CysC は軽度の GFR 低下でも上昇するので，早期の腎障害発見に有用

である.およその基準値は Scr（Jaffé 法）は 0.3 ～ 0.8mg/dL（1 歳：約 0.4mg, 5 歳：約 0.5mg, 10 歳：約 0.6mg, 12 歳：約 0.7mg, 15 歳：男 = 0.9mg, 女 = 0.8mg）であり, CysC は 0.6 ～ 1.0mg/L（1 歳：約 1.0mg, 2 ～ 11 歳：約 0.8mg, 12 ～ 14 歳：男 = 約 0.9mg, 女 = 約 0.7mg, 15 ～ 16 歳：男 = 約 0.8mg, 女 = 約 0.6mg）である.

(2) Scr と身長からおよその GFR を推定する方法として,次のような計算式がある.

$$\text{eGFR (mL/分/1.73m}^2\text{)} = \frac{k \times 身長 (cm)}{\text{Scr (mg/dL)}}$$

k = 0.45（1 歳未満）, 0.55（1～12 歳）
　　0.70（13～21 歳の男）
　　0.55（13～21 歳の女）

● 内因性クレアチニンクリアランス（Ccr）

(1) Ccr は簡便な糸球体機能検査法として臨床的に有用であり,GFR とほぼ同じ意義があるが,糸球体機能が低下すると Ccr 値は真の GFR よりやや高値を示す.

(2) Ccr の測定法には 2 時間法と 24 時間法があるが,幼少児では後者の方がより正確なデータが得られやすい.Ccr は次のように計算される.

$$\text{Ccr (mL/分)} = \frac{U \times V}{P} \times \frac{1.73}{体表面積}$$

U = 尿中クレアチニン濃度（mg/dL）
P = 血中クレアチニン濃度（mg/dL）
V = 1 分間の尿量（mL/分）

● 尿中 α_1-マイクログロブリン（α_1-MG）,尿中 β_2-マイクログロブリン（β_2-MG）,尿中 NAG（N-アセチル-β-D-グルコサミニダーゼ）

(1) これらは尿細管性蛋白と呼ばれる物質であり,尿細管障害で

増加するので，簡単な近位尿細管機能検査法として有用である．
(2) α_1-MG と β_2-MG は共に糸球体で濾過され，近位尿細管ではとんどが再吸収されるが，この部位の障害があると尿中に増加する．疾患としては内科的には Fanconi 症候群，Wilson 病，アミノグリコシド系抗菌薬による腎障害などがあるが，泌尿器科的には逆流性腎症でも高値を示すので重要なマーカーである．ただし β_2-MG は pH5.5 以下の酸性尿では不安定で分解しやすいので，採取した尿が酸性のときはアルカリを加えて中性（6.0〜7.5）にする必要がある．また悪性腫瘍や自己免疫疾患でも増加する．これと比べて α_1-MG は尿中での安定性が高く，pH の影響を受けないので，データの信頼性がより高い．尿中 α_1-MG と β_2-MG の基準値はそれぞれ 16mg/L 以下と 290 μg/L 以下である．
(3) NAG は近位尿細管上皮細胞に存在する酵素であり，細胞の変性・破壊で尿中に逸脱するので，尿細管障害のよい指標となる．尿中 NAG は Scr や尿中 α_1-MG との相関がみられないので，独自の有用性がある．基準値は 0.9〜4.2U/L，NAG 指数は 0.9〜2.4U/g・Cr である．

VI. 画像診断

● 超音波検査（ultrasonography, ultrasound：US）

(1) US は尿路異常の早期発見のためのスクリーニング検査としても広く行われている．胎児の尿路異常の発見率は 0.8〜1.4％であり，主なものは水腎症，囊胞性腎疾患，腎欠損などである．一方 3 カ月児または 3 歳児の検診での発見率は 0.5〜3.1％であり，最終診断は水腎症，多囊胞性腎，腎欠損，腎低形成，重複腎盂，水尿管症，尿管瘤，VUR などである．
(2) 小児の正常腎のおよその大きさ（長軸径）は新生児 = 5cm，1〜4 歳 = 7cm，5〜7 歳 = 8cm，8〜11 歳 = 9cm，12〜15 歳 = 10cm である．小児の腎 US 所見の特徴としては，腎皮質のエコー輝度は新生児では高く，肝と同程度であるが，

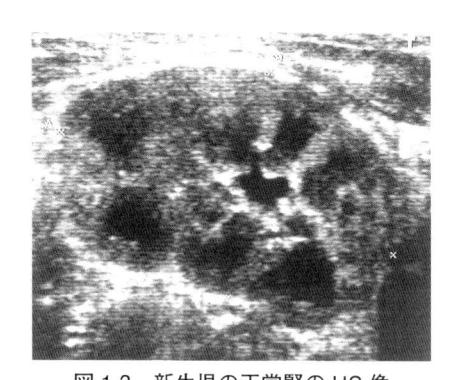

図 1-3 新生児の正常腎の US 像
新生児・乳児では腎髄質のエコー輝度が低く錐体が目立つので，腎杯拡張や囊胞性疾患と見誤られるおそれがある．

しだいに低下し，6カ月には成人とほぼ同じになる．腎髄質のエコー輝度は新生児，乳児では低く，特に腎錐体が目立つので，腎杯拡張や囊胞性病変と間違えられることがある．腎中心部の高エコー領域も脂肪が乏しいために低くて目立たないが，年齢とともに輝度が上昇する（図 1-3）．

排尿時膀胱尿道造影（voiding cystourethrography：VCUG）

(1) VCUG は尿路感染症をはじめ，尿失禁などさまざまな症状に対して行われるが，さらに水腎症，多囊胞性腎，鎖肛，Sotos 症候群などは VUR の合併が多いことが知られているので，これらの症例に対しても原則として実施した方がよい．
(2) 小児の VCUG は次のような方法で行う．
　① 検査は透視下で行うのが望ましい．
　② 導尿には原則として 8Fr. のネラトンカテーテルを用いるが，未熟児の男子ではこれでも太すぎることがあり，3 〜 7Fr. の栄養カテーテルが必要なこともある．バルンカテーテルは使わなくてよい．いったん膀胱を空にしてから造影

剤を注入するが，検査中にカテーテルが抜けないように，テープで陰茎または陰唇に固定しておく．造影剤は注射器でカテーテルから直接入れるのではなく，コンレイ注30％[R]などを点滴の要領で1m以下の落差から自然に滴下させる．注入時に決して加圧してはいけない．

③ ときどき透視をしながら膀胱の充満状態やVURの有無を調べる．造影剤の少量注入時にのみ発生するVURがある．造影剤の量は年齢に応じてあらかじめ決めることはせずに，はいるだけ入れる．特に逆流患者は膀胱容量が正常よりも大きいことが多い．

④ 膀胱が一杯になったと判断したら1枚撮影し，次いでカテーテルを抜去して排尿させながら撮影する．VCUGは尿道が造影される，残尿の有無がわかる，排尿時にのみ発生するVURを見落とさない，などの理由からきわめて重要である．幼少児では機能障害性排尿の有無を調べるのは容易ではないが，もし排尿がスムーズで残尿がなく，画像上も異常がなければ障害はまずない，と判断できる．

⑤ 年少児では検査中になかなか排尿しない．このような場合は排尿するまで気長に待つしかないが，もし造影剤の注入量が足りないためと思われたら，面倒でも再度導尿して造影剤を追加する．外陰部に温水をかけると反射的に排尿することもある．男子では立位で，女子では座位で排尿させるのもよい．また細いカテーテルを入れたままで排尿させて撮影しても，特に診断上の妨げにはならない．

⑥ 放射線の被曝量をできるだけ少なくするように，撮影枚数は必要最少限とするように努めることも大切である．

● 静脈性腎盂造影（intravenous pyelography：IVP）

(1) USが普及したために今日ではあまり行われなくなったが，それでも腎杯・腎盂・尿管の形態を詳細に知る方法としてIVPが必要な症例は少なくない．

(2) 検査のための浣腸や下剤投与は不要である．検査前2～3時間は絶飲食とするが，過度の脱水を避けるようにし，検査後

はただちに水分を摂取させる.
(3) 検査前のアレルギーテストは原則として実施しなくてよい（意味がない）．造影剤による重篤な副作用は1万回の検査に4回の頻度で発生するとされているが，喘息児の副作用発生率は10倍高い．
(4) 造影剤の使用量は乳幼児では1～2mL/kgを基準とするが，年長児でも10歳以下なら原則として全量で20mLまでとする．
(5) 撮影は乳幼児では注射後5分後に，学童では10分後に行う．撮影後はすぐに現像してそれ以後の撮影時間を決めるようにし，決して「ルーチンに」5分後，10分後，15分後…に撮影する，というような方法はとるべきではない．ほとんどの場合は1枚の撮影で十分であり，他方，水腎症などでは2枚目は60分後にとるということもあるので，症例毎にきめ細かな配慮をして，できるだけ被曝量を減らすようにする．

Ⅶ. 核医学検査

　主な核医学検査は腎動態検査のレノグラフィと静態検査の腎シンチグラフィである．本検査はレントゲン検査と比べると安全である，被曝量が非常に少ない，分腎機能を知ることができる，などの利点がある一方，手技がやや煩雑である，検査中の安静が必要である，などの欠点もある．

● レノグラフィ

(1) 使用する放射性医薬品には ^{99m}Tc-DTPA と ^{99m}Tc-MAG3 がある．
(2) DTPA は糸球体濾過物質なので，GFR が測定できる．MAG3 は近位尿細管分泌物質なので，有効腎血漿流量（effective renal plasma flow：ERPF）が測定できるが，DTPA よりも鮮明な画像が得られ，かつ腎抽出率と尿中排泄率が高い．このため腎機能低下例や乳児例にも適しており，今日では MAG3 の方が一般的に用いられている．GFR と ERPF は，腎機能評価という点では日常の臨床において大き

な違いはない．
(3) レノグラフィは小児では主として上部尿路拡張に対して閉塞の有無や程度，分腎機能を調べるために行われるが，腎血管性高血圧，腎外傷，移植腎の評価などにも用いられる．
(4) 放射性医薬品の投与量は成人では ^{99m}Tc-MAG3 は 300MBq/1.73m^2，^{99m}Tc-DTPA では 370MBq/1.73m^2 を基準とし，小児量は次の算出式で決める．

$$\text{小児投与量} = \text{成人投与量} \times \frac{Y + 1}{Y + 7}$$

Y：年齢

● 腎シンチグラフィ

(1) 静態検査である腎シンチグラフィには ^{99m}Tc-DMSA が用いられるが，これは尿細管集積物質で尿中排泄がきわめて少ないことから，種々の腎実質病変の評価に利用される．主な対象疾患は VUR，急性腎盂腎炎，低形成腎，重複尿管などである．

(2) 本検査では腎摂取率を求めることによって分腎機能を知ることもできる．摂取率は ERPF とはよく相関するが，GFR とはあまり相関しないようである．DMSA 摂取率は静注後 5 ～ 6 時間で安定するが，臨床上は 2 時間目の計測値が一般に用いられており，基準値は 1 腎 20 ～ 25％（総腎で 40 ～ 50％）である（加齢と共に摂取率は低くなる）．放射性医薬品の投与量は 185MBq/1.73m^2 を基準とし，小児量は上述の算出式にしたがって減量する．

(3) VUR による腎実質障害（逆流性腎症）は腎の瘢痕（scar）という形態をとるが，瘢痕を知る最も良い方法が腎シンチである．急性腎盂腎炎では局所的な炎症性変化が腎に生じるが，この部分も DMSA の集積不良という形で認められる．重複腎盂尿管では上半腎が低形成を示すことが多いので，腎機能の評価が治療法の選択に重要であり，本検査が役に立つ．

参考文献

1) 秋岡祐子,服部元史:血液所見から見た腎機能評価. 小児内科 44:316-319, 2012.
2) Canning DA, Nguyen MT:Evaluation of the pediatric urologic patient. In:Campbell-Walsh Urology, 9th ed., edited by Wein AJ, Kavoussi LR, Novick AC et al, pp3198-3216, Saunders, Philadelphia, 2007.
3) 金子一成,蓮井正史,磯崎夕佳:乳幼児にやさしい腎機能検査:シスタチンCによる糸球体濾過率予測と試験紙による一日尿蛋白量予測. 日本小児泌尿会誌 16:136-140, 2007.
4) 衛藤義勝,松尾宣武,柳澤正義(編):小児の症候群. 小児科診療 64(増),診断と治療社,東京, 2001.
5) 坂井清英,近田龍一郎,太田章三,他:腎機能障害をきたしたVUR症例の臨床的検討. 日小泌尿会誌 8:167-177, 1999.
6) 寺島和光:症候論と診断学. 生駒文彦,川村猛,小柳知彦(編):小児泌尿器科学書, pp50-57, 金原出版,東京, 1998.
7) 佐久間孝雄,小川修,岩本直安,他:先天性腎尿路疾患のスクリーニングとしての3カ月児腎臓超音波検診の意義と問題点. 日泌尿会誌 89:468-476, 1998.

2 血 尿

1. 概 念

(1) 小児の血尿は集団検尿などで偶然発見される無症候性血尿（いわゆる chance hematuria）が最も多い．
(2) 集団検尿における血尿の頻度は3歳児で約0.7％，小学生で約0.8％，中学生で約0.9％である．
(3) 血尿は肉眼的血尿と顕微鏡的血尿に区別されるが，小児では成人以上に後者が圧倒的に多い．
(4) 血尿が全身疾患の症状の一つであったり，腎疾患の早期所見のことがある．
(5) 小児の血尿は次のような特徴がある．
    ① 原因不明の血尿が少なくない．特に蛋白尿を伴わない無症候性の顕微鏡的血尿は診断が確定しないものが多い．
    ② 成人と比べると糸球体疾患の割合が高い．
    ③ 水腎症や膀胱尿管逆流などは尿路感染がなくても血尿をきたすことがある．
    ④ 悪性腫瘍はまれである．

2. 診断と治療

(1) 診断にあたっては詳細な病歴と家族歴の聴取を行い，尿検査では赤血球の形態と蛋白尿の有無・程度を重視する．
(2) 血液検査と画像検査は全例に行う必要はない．内視鏡検査が必要な症例はきわめて少ない．
(3) 原因が糸球体疾患か非糸球体疾患かをまず知ることが最も重要である（**表2-1**）．

● 病歴

(1) 血尿が症候性か無症候性かを区別する．
(2) 症候性血尿の場合：
    ① 排尿痛，頻尿，発熱などを伴えば尿路感染症，尿路結石・異物の可能性がある．

表2-1 血尿の主な原因

糸球体疾患	非糸球体疾患
急性糸球体腎炎	尿路感染症
IgA腎症	nutcracker現象
菲薄基底膜症候群	高カルシウム尿症
Alport症候群	水腎症
紫斑病性腎炎	膀胱尿管逆流
	腎嚢胞性疾患
	尿路結石,異物
	尿路腫瘍
	尿路外傷
	薬物性

② 膀胱炎症状＋肉眼的血尿はウイルス性の出血性膀胱炎の可能性が高い．
③ 腹痛を伴えば尿路結石の可能性がある．
④ 皮膚に紫斑や出血斑があり，腹痛や関節痛を伴えば紫斑病性腎炎の可能性がある．

(3) 無症候性血尿の場合：
① 血尿が鮮紅色なら腎盂かそれ以下の出血の可能性がより高い．
② 血尿が褐色（コーラ色）なら糸球体出血の可能性がより高い．
③ 血尿出現の1～2週間前に上気道感染に罹患していたら急性腎炎を，3～4日前に罹患していたらIgA腎症の可能性を考える．
④ 肉眼的血尿の発作が過去にあればnutcracker現象，高カルシウム尿症の可能性がある．

● 家族歴
(1) 家族に血尿があるときは菲薄基底膜症候群の可能性がある．
(2) 家族に血尿，難聴，腎不全があるときはAlport症候群の可能性がある．
(3) 家族に多発性嚢胞腎があるときは本人も可能性がある．

(4) 家族に尿路結石があるときは高カルシウム尿症の可能性がある.

● 理学的検査
(1) 皮膚の紫斑や浮腫,腹部の腫瘤や圧痛,腰背部の叩打痛の有無などを調べる.
(2) 年少児では,親が気づかなかった腹部打撲の可能性がないかを調べる.

● 尿検査と血液検査
(1) 血尿のほかに,蛋白尿の有無や程度,白血球尿の有無を知る.尿中蛋白質の割合が多いときは糸球体出血の可能性が高い.
(2) 新鮮尿の検鏡で赤血球の多彩な変形(大小不同,輪郭不整,有棘形,ドーナツ形など)が多くみられるときは,糸球体出血の可能性が高い.赤血球の大きさが正常で,形態が均一で変形がないものは非糸球体出血の可能性が高い.
(3) 赤血球と共に円柱(特に顆粒円柱や血球円柱)や尿細管上皮細胞がみられるときも,糸球体疾患(腎障害)による血尿の可能性が高い.
(4) 尿定量検査でカルシウム・クレアチニン比を調べ,高カルシウム尿症があれば,血尿の原因になりうる.
(5) 無症候性の顕微鏡的血尿であれば血液検査は一般に必要がない.しかし糸球体疾患の可能性があるときは末梢血,一般生化学のほかに補体(C_3, C_4, CH_{50}),ASO,免疫グロブリン,抗 DNA 抗体などを調べる (**表 2-2**).

● 画像検査
(1) 超音波検査で尿路の形態,nutcracker 現象の有無を調べる.
(2) 症例によっては腹部単純撮影や排尿時膀胱尿道造影も必要である.

● 治療
(1) 血尿の原因が判明すれば,原疾患を治療することになるが,

表 2-2　血尿に対する検査*

尿検査
　一般検尿，尿沈渣（特に赤血球形態と円柱）
　細菌培養（尿路感染の疑いがある時）
　尿定量検査（Ca，Cr，症例によっては蛋白質，NAGも）
血液検査（主に糸球体疾患のみ）
　末梢血一般
　BUN，Cr，尿酸，Na，K，Cl，Ca，P，コレステロール
　総蛋白，蛋白分画，補体，免疫グロブリン，ASO，ASK，CRP
　抗核抗体，抗DNA抗体，ANCA
画像検査
　腎・尿路の超音波検査
　排尿時膀胱尿道造影
腎組織検査

*これらの検査は全例に全項目を実施するのではなく，症例毎に必要と思われるものだけを選ぶ．

　　急性腎炎などのように緊急に治療を開始しなければならないものもある．
(2) 無症候性の顕微鏡的血尿（微少血尿）は経過観察のみでよく，自然消失するものも少なくないが，血尿が持続するかぎり1年に1回の検尿は続ける．経過中に蛋白尿が出現したら要注意であり，糸球体疾患を疑って精査・治療しなければならない．

3. 血尿をきたす主な疾患（尿路系以外）

● 急性糸球体腎炎

(1) 咽頭炎，扁桃腺炎などの上気道感染後1～2週間で発症し，高血圧，浮腫（特に眼瞼周囲），乏尿，蛋白尿，血尿などを呈する．中でも溶連菌感染後糸球体腎炎が特に重要である．小児期，特に3～10歳に発症しやすい．
(2) 血尿は必発の所見であるが，程度はコーラ色の肉眼的血尿から顕微鏡的血尿までさまざまである．尿沈渣には赤血球円柱を認めることが多い．
(3) 一般に予後は良好である．

● IgA 腎症

(1) 慢性糸球体腎炎の中で最も多く，学校検尿で発見される無症候性血尿で原因の明らかな疾患としても最も多いとされている．発症年齢は5〜30歳と幅があるが，小児では10歳代が多い．
(2) 典型的な症状は，上気道感染3〜4日後に一過性に肉眼的血尿発作がみられる．この血尿発作は繰り返すことが多く，その間は顕微鏡的血尿が持続する．
(3) 尿検査では血尿単独のことが多いが，蛋白質陽性のこともある．小児例の約15%で血清IgAが高値を示す．確定診断は腎生検による．
(4) 予後は良好なことが多いが，蛋白尿が続くものは不良で，全症例の1〜2割は将来腎不全に移行する．

● 菲薄基底膜症候群

(1) 糸球体基底膜のびまん性菲薄化を特徴とする非進行性の遺伝性腎疾患であり，常染色体優性遺伝形式をとる．
(2) 家族性に血尿がみられるが，蛋白尿は出現しない．幼児期から無症候性血尿があるが，多くは学校検尿などで発見され，症例数は多い．
(3) 予後は良好である．

● Alport 症候群（遺伝性腎炎）

(1) 感音性聴力障害を伴う遺伝性進行性慢性腎炎で，幼児期から顕微鏡的血尿があることが多いが，ときに肉眼的血尿も出現する．
(2) 加齢と共に蛋白尿も出現し，しだいに腎機能が低下する．男子の方が腎障害の程度が強く発現し，腎不全にまで発展する．

● 紫斑病性腎炎（Schönlein-Henoch purpura nephritis）

(1) 多臓器におよぶ血管炎のために，皮膚の紫斑や出血斑，腹痛，関節痛，血尿，蛋白尿などを呈する疾患である．4〜10歳の男子に好発し，先行する上気道感染を認めることがある．

(2) 血尿は顕微鏡的のことが多いが，肉眼的のこともある．
(3) 一般に予後は良好であるが，数％の患者は将来腎不全に移行する．

● nutcracker 現象（腎静脈還流異常）

(1) nutcracker（クルミ割り器）現象とは，左腎静脈が大動脈と上腸間膜動脈に圧迫されてうっ滞をきたす現象である．やせ型の年長児に多いとされている．
(2) 典型的な症状は反復する肉眼的の血尿であるが，顕微鏡的血尿のこともある．
(3) 診断は超音波検査，腎静脈造影・圧測定などによるが，確定診断を下すのは容易ではない．

● 高カルシウム尿症

(1) （特発性）高カルシウム尿症は Ca の尿中排泄量が 4mg/kg/日以上ある状態であるが，小児では年少児ほど排泄量が多いので，尿中 Ca/Cr 比が 3 歳まで 0.35 以上，10 歳まで 0.25 以上，10 歳以後 0.20 以上は高カルシウム尿症である．
(2) 無症候性で顕微鏡的血尿のことが多いが，時に肉眼的血尿のこともある．
(3) 1 割以上の症例には将来尿路結石が発生する．

参考文献

1) 金子一成：どのような時に腎疾患を疑い，どのような検査をすべきか？小児内科 41：161-169，2009．
2) 白髪宏司：尿試験紙法の原理と盲点．小児内科：833-837，2003．
3) 竹村司：小児の糸球体腎炎以外の原因による血尿．日本医事新報 4079：6-10，2002．
4) Patel HP, Bissler JJ：Hematuria in children. Pediatr Clin N Amer 48：1519-1537, 2001.

3 尿路感染症

1. 病態

● 疫学
(1) 尿路感染症（urinary tract infection：UTI）は小児の感染症の中では呼吸器感染症に次いで多く，男子の約1％，女子の約3％に発生する．
(2) 発熱を主訴とする小児疾患の2～3割はUTIである．
(3) 全年齢層を通して1歳以下（新生児・乳児）の発生頻度が最も高く，男子の方が女子よりも多いが，逆に幼児およびそれ以後は女子が多くなる．
(4) 上部尿路感染（腎盂腎炎）の方が下部尿路感染よりも多いが，年少児ほどこの傾向が強い．
(5) UTIの再発率は女子の方が高い．
(6) 小児の慢性腎不全の約2割はUTIが関与している．

● 特徴と原因菌
(1) UTIの症状は多様であるが，非特異的なものが多い．
(2) 疾患が存在していても，症状が常時あるとはかぎらない．
(3) 症状だけからUTIの診断を下すのは難しい．
(4) UTIは再発しやすい．
(5) 原因となる基礎疾患が50～70％に存在し，その多くは先天性疾患である．
(6) 原因菌はグラム陰性桿菌が全体の約2/3を占める．
(7) 主な細菌は大腸菌，腸球菌，緑膿菌，肺炎桿菌，エンテロバクター，シトロバクター，ブドウ球菌，溶連菌，変形菌などである．このうち大腸菌の占める割合は1/2～2/3以上で，成人のそれよりも高い．複雑性UTIでは大腸菌が減り，グラム陽性球菌が増える．

> 感染という出来事は，細菌の尿路上皮細胞への付着（adherence），定着（colonization），組織障害（tissue damage），侵入（invasion）という一連の段階を経て成立する．大腸菌では付着因子として種々のタイプの線毛（fimbriae）を持つ株があるが，UTIではP-線毛（type-2線毛）とtype-1線毛が多い．腎盂腎炎では特にP-線毛を持つ大腸菌が高率に分離される．またK-抗原を持つ株や溶血素（ヘモリジン）産生株も菌力（virulence）が強く，やはり腎盂腎炎をひきおこす大腸菌に多い．

● 宿主側の要因

UTIが発生する宿主側の要因として，次のようなものがある．

A. 年齢と性

新生児・乳児では免疫機構がまだ未熟なために細菌感染におかされやすく，男児は女児よりもその傾向が強い．

B. 包茎

真性包茎の男児（特に新生児・乳児）は，包茎手術を受けた男児よりもUTIの発生頻度が高い．

C. 抗生物質の使用

中耳炎など他臓器感染症に対して抗生物質が投与されると，腸内細菌が変化し，より菌力の強い細菌が出現してUTIがおこりやすくなる．

D. 機能障害性排尿

神経因性膀胱などの明らかな基礎疾患がなくて尿意切迫感や尿失禁などがあり，検査では過活動膀胱，排尿筋括約筋協調不全，残尿などを認める状態を機能障害性排尿というが，これはUTIをしばしば合併する．また男児例が多い（**第11章「機能障害性排尿と尿失禁」参照**）．

E. 基礎疾患

① 膀胱尿管逆流（vesicoureteral reflux：VUR）：最も多い基礎疾患であり，小児のUTI症例の30〜60％にVURが

存在する.
② 上部尿路通過障害:水腎症,水尿管症,重複尿管,尿管異所開口,尿管瘤
③ 下部尿路通過障害:神経因性膀胱,後部尿道弁,尿道狭窄
④ その他:尿路結石,膀胱憩室,尿道憩室

腎障害

(1) 小児のUTIは腎盂腎炎が多く,熱性痙攣や敗血症などの重大な合併症をもたらすが,最大の問題は腎障害である.
(2) 腎障害は高率に発生し,可逆性のこともあるが,しばしば不可逆性である.その結果腎実質に瘢痕(scar)が生じる.
(3) 腎障害は年少児(特に新生児・乳児)ほど発生しやすく,基礎疾患があるとさらに頻度が高くなる.
(4) 腎障害が高度の場合は,将来高血圧を合併したり,腎不全に発展することがある.
(5) 腎障害の診断は^{99m}Tc-DMSAの腎シンチグラフィが最もすぐれており,これによって腎瘢痕だけでなく分腎機能も知ることができる.

2. 症状と診断

症状

(1) UTIの症状は年齢によって異なり,年少児ほど全身症状が目立ち,尿路特有の症状が少ない.
(2) 発熱が全年齢を通して最も多い症状であるが,新生児・乳児では腎盂腎炎でも発熱のないことがある.一方では,排尿痛などの明らかな尿路症状がUTIに起因しないことも珍しくない.
　① 新生児・乳児の症状:
　　　発熱,不機嫌,不活発,顔色不良,食欲不振,体重増加不良,痙攣,嘔吐,下痢,黄疸,血尿,悪臭尿,混濁尿
　② 幼児・学童の症状:
　　　発熱,頻尿,排尿痛,尿意切迫感,尿失禁,腹痛,腰背

痛，下痢，血尿，悪臭尿，混濁尿

● 診断

A. 尿検査
(1) 採尿法は，正確さの順では膀胱穿刺＞導尿＞中間尿であるが，小児，特に年少児ではどの方法もルーチンには行えない．このため採尿バッグを用いて尿採取をするのはやむをえないが，偽陽性の可能性を常に念頭におく必要がある．しかしもしこの方法で細菌や白血球が検出されなければ，UTIはないと判定してよい．
(2) 培養検査で尿中細菌数が100,000cfu/mL以上（導尿なら50,000cfu/mL）あればUTIと判定するが，次のような場合もUTIの可能性が高い．
① 尿沈査の顕微鏡検査で白血球数が5〜9/毎視野以上存在
② 試験紙法で亜硝酸塩試験（細菌検出）や白血球反応（白血球検出）が陽性

B. 部位診断
(1) UTIの部位が上部尿路（腎盂腎炎）か，あるいは下部尿路に限局しているかの判断は難しい．
(2) 発熱，血中の白血球増多，CRP陽性などがあれば腎盂腎炎の可能性が高いが，偽陽性や偽陰性のことがある．
(3) ^{99m}Tc-DMSAの腎シンチグラフィは腎盂腎炎があれば陽性所見を示すことが多く，信頼性は高い．

● 尿路の検査

A. 超音波検査 (ultrasonography：US)
腎だけでなく，尿路全体を調べる．さらに尿路に影響をおよぼす可能性のある周囲の臓器，病変も調べる．

B. 排尿時膀胱尿道造影(voiding cystourethrography：VCUG)
VURや後部尿道弁を調べるための必須の検査である．幼少児では正確な尿流動態検査は難しいが，VCUGで膀胱の容量，形態，残尿の有無などを調べることによって，膀胱機能もある程度評価できる．

C. 静脈性腎盂造影（IVP）

IVPはルーチンに行う必要はないが，USで異常が発見された症例，特に水尿管症，重複尿管，尿管瘤などに対しては有用である．

D. ^{99m}Tc-DMSA腎シンチグラフィ

3. 治　療

● 治療方針

(1) UTIの治療の目的は原因菌の排除によって症状の改善や敗血症を予防することだけでなく，腎障害の発生や増悪をできるだけ防止することである．UTIの再発が3回を超すと腎瘢痕のリスクが急に高くなる．
(2) 新生児・乳児は腎障害のリスクが高いので，この時期の治療が特に重要である．
(3) 一般療法として，水分摂取を増やし，可能な年齢であれば頻回排尿を促す．便秘は必ず治療する．
(4) 高度の真性包茎があれば保存療法によって包皮を翻転可能にするか，症例によっては環状切除術も考える．
(5) 機能障害性排尿に対しては抗コリン薬の投与などを行う．
(6) 基礎疾患がVURや水腎症の症例では，UTIの有無がこれらの治療方針を決定する重要な因子となる．

● 抗菌薬療法

(1) 原因菌が不明のときの内服薬は，大腸菌か肺炎桿菌の可能性が高ければセフェム系がよいが，腸球菌の可能性があるならペニシリン系かペネム系を選択する．
(2) 投薬は投与量と投与期間に十分な注意をはらい，広域抗菌薬を長期間漫然と使用するのは避ける．特にキノロン系は原則とし1週間以内とする．また小児，特に新生児・乳児に使用の認められていない薬が少なくない（特にキノロン系）．
(3) 急性腎盂腎炎に対しては種々の注射薬が中心になるが，腎機能が低下している可能性があるので，腎毒性のある薬は慎重に使用しなければならない．
(4) 敗血症に対しては，起炎菌不明時は1～3カ月児はアンピシ

表 3-1 小児の UTI に対する経口用抗菌薬

一般名	略語	商品名	通常投与量 (mg/kg/日)
●ペニシリン系			
アモキシシリン	AMPC	サワシリン, パセトシン	20〜40
アモキシシリン・クラブラン酸	AMPC/CVA	オーグメンチン	30〜60
スルタミシリン	SBTPC	ユナシン	15〜30
●セフェム系			
セファレキシン	CEX	ケフレックス	25〜50
セファクロール	CCL	ケフラール	20〜40
セフテラムピボキシル	CFTM-PI	トミロン	9〜18
セフィキシム	CFIX	セフスパン	3〜6
セフジニル	CFDN	セフゾン	9〜18
セフポドキシムプロキセチル	CPDX-PR	バナン	9〜13.5
セフジトレンピボキシル	CDTR-PI	メイアクト	9
セフカペンピボキシル	CFPN-PI	フロモックス	9
●キノロン系			
ノルフロキサシン	NFLX	バクシダール	6〜12
●ペネム系			
ファロペネム	FRPM	ファロム	15〜30
●その他			
スルファメトキサゾール・トリメトプリム (ST合剤)	SMX-TMP	バクタ, バクトラミン	TMPとして 5〜8

リン+セフォタキシムまたはセフトリアキソン,3カ月児以上はピペラシリンまたはセフタジジム+アミノグリコシド系を静脈注射するのがよい.

(5) 予防投薬はST合剤か経口セフェム系を少量(常用量の1/5〜1/3)用いる.ただしST合剤は新生児・低出生体重児には禁忌である(表 3-1, 2).

4. 特殊な腎・尿路感染症

急性巣状細菌性腎炎(acute focal bacterial nephritis:AFBN)

本症は腎実質の細菌性感染症であるが,特徴は「液状化を伴わない腫瘤を形成する」ことであり,腎盂腎炎と腎膿瘍の中間の性質をもつ疾患といえる.感染経路は逆行性のほかに血行性やリンパ行性

表 3-2 小児の UTI に対する注射用抗菌薬

一般名	略語	商品名	通常投与量 (mg/kg/日)
●ペニシリン系			
アンピシリン	ABPC	ビクシリン, ペントレックス	50～100
ピペラシリン	PIPC	ペントシリン	40～125
タゾバクタム・ピペラシリン	TAZ/PIPC	ゾシン	60～150
●セフェム系			
第二世代			
セフメタゾール	CMZ	セフメタゾン	25～100
フロモキセフ	FMOX	フルマリン	60～80
第三世代			
セフォペラゾン	CPZ	セフォベラジン	25～100
セフォタキシム	CTX	クラフォラン, セフォタックス	50～100
セフトリアキソン	CTRX	ロセフィン	20～60
セフタジジム	CAZ	モダシン	40～100
ラタモキセフ	LMOX	シオマリン	40～80
第四世代			
セフピロム	CPR	ブロアクト, ケイテン	60～80
セフォゾプラン	CZOP	ファーストシン	40～80
●アミノグリコシド系			
ゲンタマイシン	GM	ゲンタシン	1～2
アミカシン	AMK	アミカシン	4～8
トブラマイシン	TOB	トブラシン	3
●その他			
ホスホマイシン	FOM	ホスミシン S	100～200
アズトレオナム	AZT	アザクタム	40～80
メロペネム	MEPM	メロペン	30～60
イミペネム・シラスタチン	IPM/CS	チエナム	30～80

の可能性もあり，逆行性感染例では VUR がしばしば発見される．症状は腎盂腎炎のそれとほぼ同じであるが，年長児では腎部痛が目立つようである．検査所見では CRP などの炎症反応が強いが，尿中白血球数は通常の UTI と比べるとそれほど多くなく，ときには膿尿がまったくみられない症例もある．診断は画像検査が中心になる．AFBN の病巣は腎の US で低エコーを示す辺縁不鮮明な腫瘤像としてとらえられ，CT スキャンでも低吸収域として認められる．鑑別診断として黄色肉芽腫性腎盂腎炎，腎膿瘍，腎腫瘍などがある．治療は腎盂腎炎に準じた方法で行うが，一般に治療によく反応して予後もよく，腫瘤性病変も完全に消失する．

出血性膀胱炎（hemorrhagic cystitis：HC）

本症は肉眼的血尿を伴う膀胱炎の総称であり、原因としてウイルス、一般細菌、抗腫瘍薬があり、また骨髄移植や腎移植後に発症することもある。これらの中でもウイルスによるものが有名であり、一般に HC といえばウイルス性のものをいう。ウイルスはアデノウイルスが最も多く（特に 11 型と 21 型）、ほかにサイトメガロウイルスや単純ヘルペスウイルスなども知られている。アデノウイルス性のものは小中学生の男子に多く、典型的な膀胱炎症状（排尿痛や頻尿）に加えて肉眼的血尿がみられる。ときに発熱や全身倦怠感などの感冒様症状を伴うこともある。尿検査では血尿のほかに膿尿もみられるが、細菌は亜硝酸塩試験も培養検査も陰性である。ふだんは元気な子が突然新鮮な肉眼的血尿を伴った膀胱炎を発症したら、ウイルス性 HC と診断してほぼ間違いない。細菌性膀胱炎で高度の肉眼的血尿をきたすことは小児ではきわめてまれである。本症は予後良好で、自己限定的に 1 ～ 2 週間で軽快する。治療は十分な水分摂取を促すだけでよいが、症状によってはトラネキサム酸などの止血剤や鎮痛剤、鎮痙剤を投与する。

参考文献

1) Shortliffe LMD：Infection and inflammation of the pediatric genitourinary tract. In：Campbell-Walsh Urology, 10th ed., edited by Kavoussi LR, Novick AC, Partin AW et al, pp3085-3122, Saunders, Philadelphia, 2012.
2) 山崎雄一郎：乳幼児期の難治性尿路感染症の取り扱い．小児科診療 68：1611-1618, 2005.
3) 山口孝則, 妹尾康平, 鯉川弥須宏, 他：乳幼児尿路感染症の予防的抗菌療法の現状と妥当性．西日泌尿 64：307-316, 2002.

4 水腎症

1. 原　因

(1) 腎盂尿管移行部通過障害（先天性水腎症）
(2) 尿管膀胱移行部通過障害（水腎水尿管症）
(3) 重複腎盂尿管（上半腎に水腎症がおこりやすい）
(4) 尿管ポリープ（小児にも発生する）
(5) 尿管弁（きわめてまれである）
(6) 膀胱尿管逆流（VUR）の高度例
(7) 後部尿道弁（VUR または閉塞がおこりやすい）

　　広義の水腎症をきたす原因は上記のように多いが，小児では腎盂尿管移行部（ureteropelvic junction：UPJ）の先天性通過障害（閉塞）が最も多いので，単に水腎症といえばこれを意味する．水腎症の原因は，UPJ における筋構築の異常のために腎盂からの蠕動がここでいったん途切れてスムーズに尿管に伝わらないためであり，真の狭窄ではないので，機能的通過障害といわれる（図 4-1, 2, 3, 4）．

2. 特　徴

(1) 新生児・乳児の水腎症は，成長とともに形態的にも機能的にも自然に改善するものが少なくない．
(2) 2 歳以後は改善率は低くなる．
(3) 少数例は経過とともに水腎症が悪化する．
(4) 改善または悪化する症例をあらかじめ予測することはできない．
(5) 診断時に腎機能が低下している症例は全体の 2～3 割である．
(6) 最終的に手術療法が必要な症例は全体の 1～2 割である．

3. 症　状

(1) 乳児では腎盂腎炎による発熱が最も多く，その他血尿，腹満，腹部腫瘤，食欲不振などがみられる．
(2) 年長児では上記のほかに腹痛，腰背痛，悪心もみられる．

(3) 胎児・新生児期に超音波検査（US）で発見される無症候例が多い．
(4) 生後3カ月のUSで水腎症が発見される頻度は1.2%である．

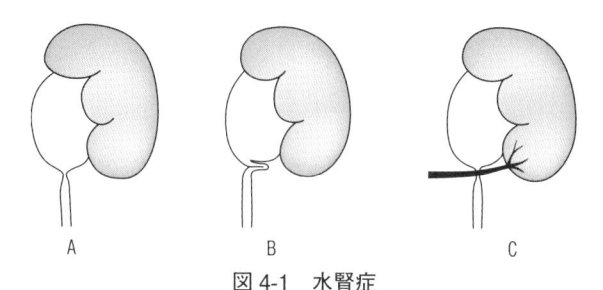

図 4-1 水腎症

腎盂尿管移行部通過障害による水腎症はAのような形態を示すが，Bのように UPJ が屈曲したり，Cのように血管が関係していることもある．Bは腎盂拡張が著明な症例に多い．

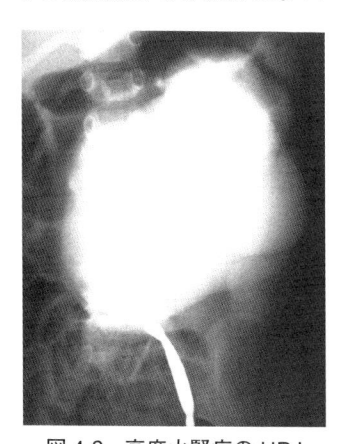

図 4-2 高度水腎症の UPJ

逆行性腎盂造影で尿管上端が不自然な走行を示すが，これは著明な腎盂拡張のために UPJ が内側に変位したためである．UPJ の屈曲が水腎症をさらに悪化させる．

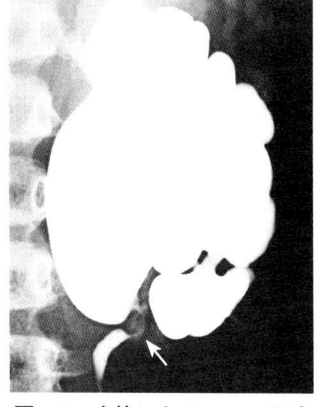

図 4-3 血管による UPJ の圧迫

腎下極への血管(矢印の位置)のために UPJ が圧排されている．UPJ を横切る血管は水腎症の手術例の2〜3割に認められるが，血管が常に閉塞をおこすわけではない．

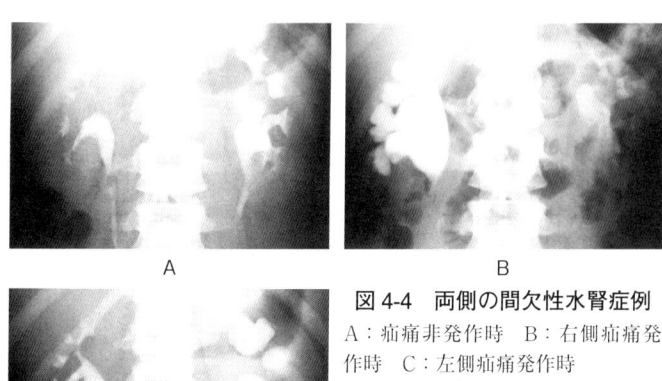

図 4-4 両側の間欠性水腎症例
A：疝痛非発作時　B：右側疝痛発作時　C：左側疝痛発作時
右側腹部の疝痛発作時の IVP にて右水腎症を認めたが(B)，発作消失後は水腎症を認めなかった(A)．その後左側疝痛発作をおこし，左側にも水腎症を認めた(C)．発作消失後はやはり水腎症も消失した．間欠性水腎症では尿管ポリープなど原因となる異常が発見される割合が高いので，手術が必要な症例が少なくない．

4．診断と評価

● 診断法の選択

(1) US だけで診断できることが多い．US による水腎症の grade は1度から4度に分類される（**図 4-5**）．
(2) 静脈性腎盂造影（IVP）はルーチンに行う必要はないが，US よりも閉塞部位の特定により優れている．IVP による grade 分類法もある（**図 4-6**）．
(3) 逆行性腎盂造影は IVP でも閉塞部位が特定できない特殊な症例に対して手術直前に行う．
(4) MR urography は尿路全体の描出に優れている．
(5) 水腎症は VUR の合併が多いので，排尿時膀胱尿道造影（VCUG）も行うのが望ましい．特に尿路感染症の既往症例は VCUG が必ず必要である．

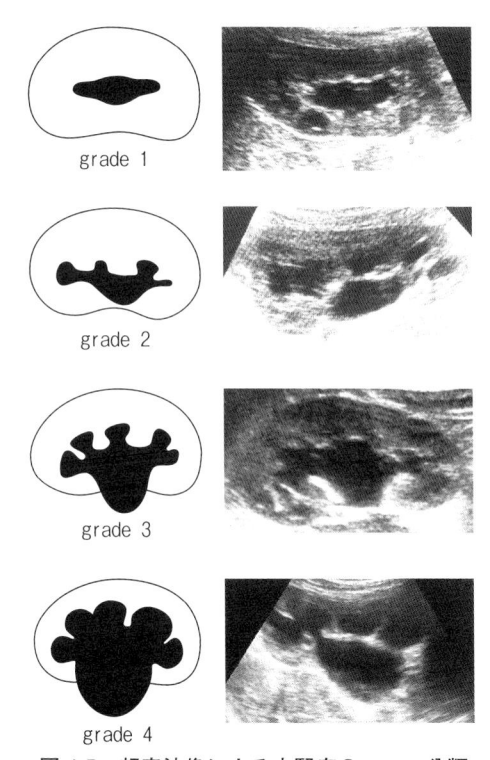

図 4-5　超音波像による水腎症の grade 分類

grade 1：軽度拡張した腎盂のみが見える．
grade 2：腎盂拡張に加え，1 個ないし数個の拡張した腎杯が見える．
grade 3：すべての腎杯が拡張するが，腎実質は厚い．
grade 4：grade 3 の所見に加え，腎実質の菲薄化がみられる．
（日本小児泌尿器科学会の分類法に準拠）

● US による診断のポイント

(1) 腎部だけでなく，尿管や膀胱部も調べる．
(2) 囊胞性腎疾患，水腎水尿管症，VUR と鑑別する．
(3) 排尿時に水腎症が増強→ VUR の可能性が高い．
(4) 対側正常腎が肥大→患側腎の機能低下の可能性がある．

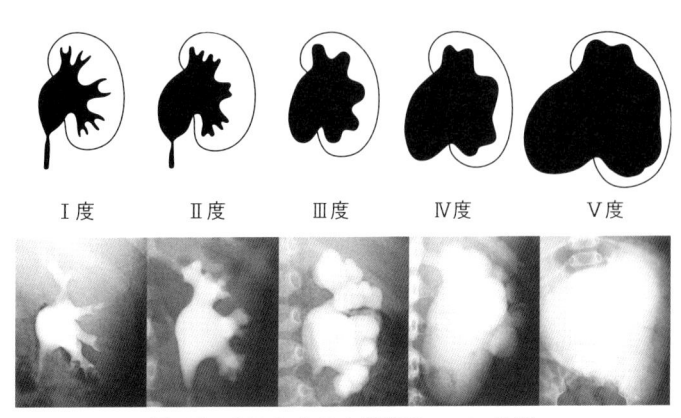

図 4-6 IVP による水腎症の grade 分類

上段：シェーマ
下段：実際例
Ⅰ度：腎盂拡張のみで，腎杯拡張はない．
Ⅱ度：腎杯は軽度拡張し，凹型（blunting）を示す．
Ⅲ度：腎杯は中等度拡張し，平坦か凸型（clubbing）を示す．
Ⅳ度：腎杯は高度拡張し，腎杯どうしが融合する．
Ⅴ度：腎杯の形態がほぼ消失し，巨大水腎の状態を呈する．

Ⅰ度〜Ⅳ度は超音波像の grade 1〜4 にほぼ対応する．
（寺島和光，中井川昇，佐野克行，他：長期間保存的に観察した軽度水腎症例．
日小外会誌 31：748-753，1995 より引用，改変）

● 水腎症の評価

(1) 形態の評価だけでなく，閉塞の程度と腎機能の評価も行う．
(2) 治療方針の決定には，腎機能が最も重要な指標となる．
(3) 本症は成長とともに形態面でも機能面でも変化（改善または増悪）することが少なくないので，評価時の年齢が重要である．

A. 利尿レノグラフィ（diuretic renography：DR）

(1) 利尿負荷後のレノグラムのパターン（washout curve）によって，閉塞の有無や程度を分類する（図 4-7, 8）．
(2) 本法で同時に分腎機能も知ることができる．

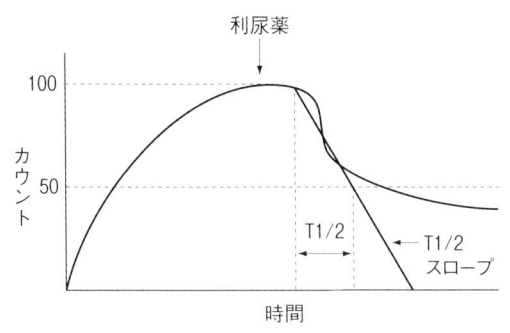

図4-7 利尿レノグラムによる半減期の算出方法

通常のレノグラムを行いながら,途中で利尿薬を静注してカーブの変化をみる.放射性医薬品のカウント数が半減する時間(半減期,T1/2)の算出法として,小児では図のように減衰カーブの直線勾配(T1/2 スロープ)から求める方法が実用的である.

(寺島和光,藤浪潔,増子洋:利尿レノグラフィー.小児内科 32:768-771, 2000 より引用,改変)

(3) 放射性医薬品は ^{99m}Tc-MAG3 または ^{99m}Tc-DTPA を用いる.MAG3 では有効腎血漿流量を,DTPA では糸球体濾過率を測定できる.
(4) MAG3 は DTPA よりも鮮明な画像が得られ,さらに腎抽出率と尿中排泄率が高いので,腎機能低下例や乳児例にも適している.
(5) 実施法
  ① 施行年齢は生後1カ月以降とする.検査開始の約1時間前から 15〜20mL/kg/時の量の輸液を行う.
  ② 検査中は膀胱の充満を避け,原則として尿道カテーテルを留置する.
  ③ 体動の激しい患者に対しては,あらかじめ抱水クロラール 10〜15mg/kg(内服)やジアゼパム 0.5〜1.0mg/kg(静注)を投与して検査中の安静を保たせる.
  ④ 投与された放射性医薬品が腎から排泄されて腎盂内に充満した時点で(一般に 20〜30 分後),フロセミドを静注

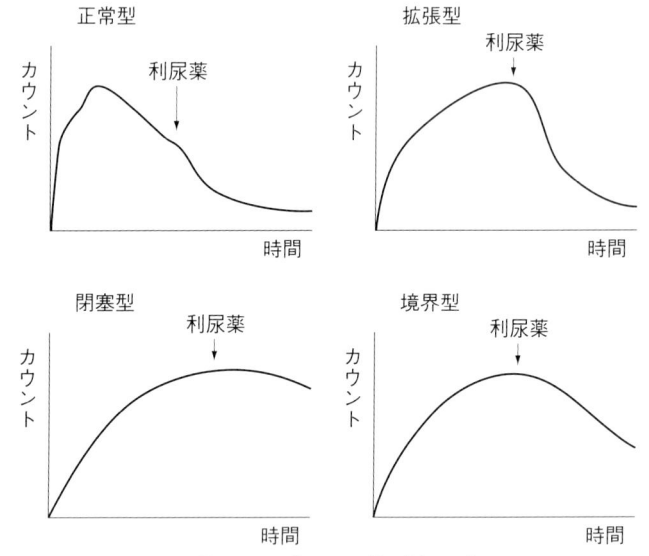

図 4-8 利尿レノグラムの典型的なパターン

図 4-7 の方法によって算出した T1/2 が 15 分以下なら腎盂拡張があっても閉塞はなく（拡張型），20 分以上なら閉塞があり（閉塞型），15〜20 分ならどちらとも判定できない中間型（境界型）である．
(寺島和光，藤浪潔，増子洋：利尿レノグラフィー．小児内科 32：768-771, 2000 より引用，改変)

する（1 歳までは 1mg/kg，1 歳以後は 0.5mg/kg）．
⑤ 関心領域（ROI）は，レノグラムカーブ評価用と腎機能評価用とを区別して設定する．
(6) 判定法
医薬品のカウント数が半減する時間（半減期，T1/2）によって，レノグラムのパターンを分類する．T1/2 が 15 分以下なら拡張型（腎盂腎杯の拡張があるが，閉塞はない），20 分以上なら閉塞型（明らかな閉塞がある），15〜20 分なら境界型（閉塞の有無が判定できない中間型）である．また同時に分腎機能を知る（**図 4-9, 10, 11**）．

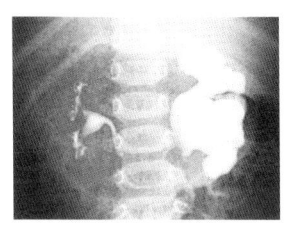

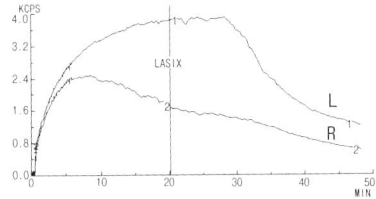

図 4-9 左水腎症（Ⅲ度）と利尿レノグラム

水腎症は中等度であるが，レノグラム上 T1/2 が 9 分であるので，拡張型と判定された．

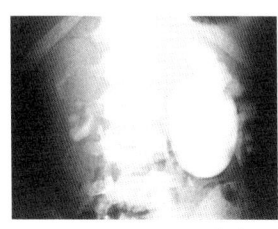

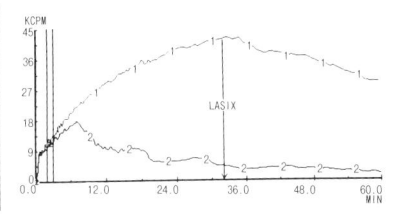

図 4-10 左水腎症（Ⅳ度）と利尿レノグラム

水腎症は高度であり，レノグラム上 T1/2 が 20 分以上であるので，閉塞型と判定された．

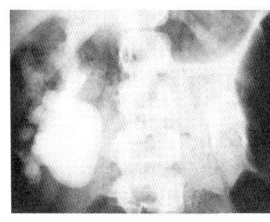

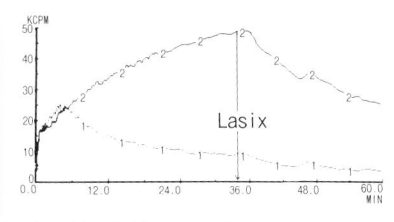

図 4-11 右水腎症（Ⅲ度）と利尿レノグラム

水腎症は中等度であるが，レノグラム上 T1/2 が 18 分であるので，境界型と判定された．

(7) 問題点
① 患側腎の機能が著しく低下している症例（総腎機能の約 20％以下）の信頼度は低い．
② 本検査法は偽陽性を示すことが少なくない（特に腎盂拡

張が著明な状態や利尿が不十分な状態).しかし偽陰性はまれである.つまり,DR が閉塞パターンを示しても実際には閉塞がないことがあるが,非閉塞パターンを示した症例に閉塞が存在する可能性はきわめて少ない.

B. pressure-flow study (PFS, Whitaker テスト)

(1) ウロダイナミックス検査により,腎盂内圧を指標にして閉塞の有無を判定する方法である.
(2) 原法の Whitaker テストは,経皮的に腎盂内に挿入したカテーテルを通して 10mL/分(年少児では 2〜5mL/分まで減量)の速度で生食水を注入し,腎盂内圧を測定する.膀胱にもカテーテルを留置しておき,膀胱内圧を同時に測定する.
(3) 腎盂内圧と膀胱内圧の差が $15cmH_2O$ 以下なら非閉塞型,$22cmH_2O$ 以上なら閉塞型と判定し,15〜$22cmH_2O$ なら閉塞の有無が判定できない中間型である.
(4) 生食水の注入量が非生理的であるために,この変法もある.
(5) 小児では全身麻酔下に経皮的操作を行うので,侵襲的な検査法である.

C. 検査法の比較

DR	PFS
非侵襲的な検査法	侵襲的な検査法
分腎機能が測定可	分腎機能は不明
信頼度やや低い	信頼度より高い

　以前は水腎症,つまり腎盂腎杯の拡張は常に尿路閉塞(通過障害)あるいは腎機能障害を意味すると考えられていたが,今日ではそうではない.閉塞も機能障害もない水腎症や,閉塞があっても機能障害がない水腎症が存在する.したがって,水腎症の評価には形態,閉塞状態,腎機能の三つのいずれも欠かすことができない.このうち最も重要な指標が腎機能である.

D. 検査法の選択
(1) 二つの検査法は補完的な役割を果たしている．
(2) 日常の臨床では PFS をルーチンに行う必要はない．
(3) DR は，US で grade 1 〜 2 の軽度例以外は行うのが望ましいが，レノグラムのパターンは参考程度とし，分腎機能をより重要視する．

5. 治　療

● 治療方針
(1) 水腎症の grade，DR，分腎機能，年齢，症状などを総合的に判断する．
(2) 年少児では自然軽快を期待する．
(3) grade や DR よりも分腎機能を重要視する（図 4-12）．

A. 新生児期の方針
(1) 水腎症がきわめて高度で，腹満，消化器症状，敗血症（urosepsis）などを伴うものは緊急性があり，手術（腎瘻術）を考える．
(2) 単腎症の高度例，または両側高度例で高窒素血症を伴うものも手術を行う．
(3) これら以外は原則としてすべて経過観察とする．UTI を発症した症例のみ抗菌薬を予防投与する．

B. 乳児期から 2 歳までの方針
(1) grade 3 〜 4 の症例は，1 歳までは US のみで経過観察とし，著明改善例は引き続き経過観察，やや改善または不変例は DR を施行する．悪化例は，grade 4 は腎盂形成術を，grade 3 は DR を施行する．
(2) grade 1 〜 2 の症例は，2 歳までは US のみで経過観察とし，改善例は観察終了，不変例は引き続き経過観察，悪化例は DR を施行する．
(3) レノグラムが閉塞型で，かつ分腎機能低下（患側腎の相対摂取率が 40％以下）があるものは手術を行う．非閉塞型または境界型で，分腎機能低下がないものは経過観察とする．

```
                    先天性水腎症
                  ┌──────┴──────┐
               緊急性なし      緊急性あり
            ┌─────┴─────┐         │
         grade 1〜2   grade 3〜4   腎瘻術
            │            │
        2歳まで観察    1歳まで観察
        (US 3〜6月毎) (US 1〜3月毎)
       ┌──┼──┐      ┌──┼──┐
      改善 不変 悪化  著明改善 やや改善か不変 悪化
       │   │              │              ┌──┴──┐
      終了 経過観察         DR           grade 3 grade 4
          (US 6〜12月毎)  ┌──┴──┐                │
                    非閉塞・境界型 閉塞型          腎盂形成術
                    腎機能良好   腎機能低下
                        │           │
                     経過観察    腎盂形成術
                    US 3〜6月毎
                    DR 6〜12月毎
```

図 4-12　水腎症の治療方針

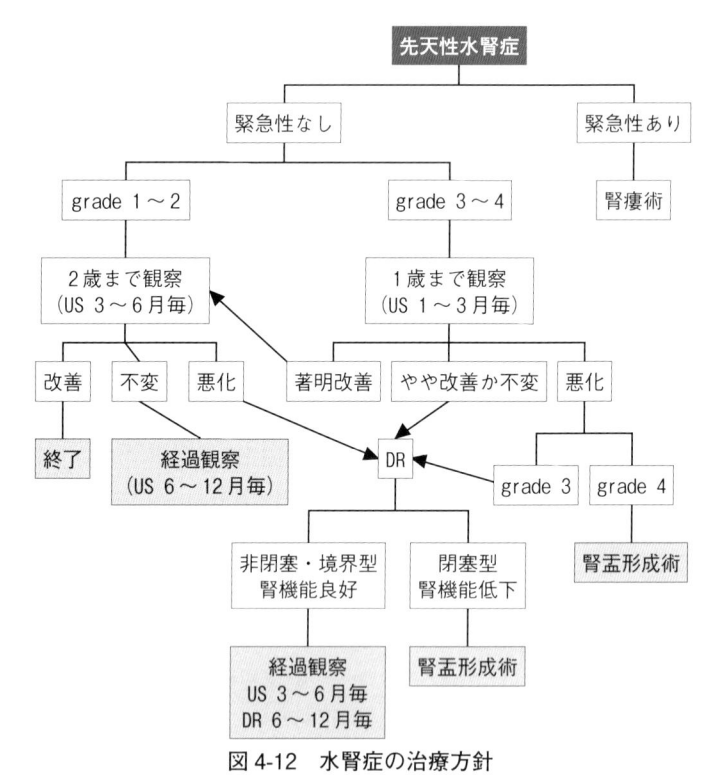

(US：超音波検査，DR：利尿レノグラフィ)

C．2 歳以後の方針

(1) 自然軽快の可能性は低いので，最終的な治療方針を立てる．
(2) 2 歳以後に初めて診断された症例も同様に扱う．
(3) grade 1 – ほとんどが手術不要．
  grade 2 – 手術不要例多し．
  grade 3 – 手術必要例多し．
  grade 4 – ほとんどが手術必要．
(4) 非手術例（特に 3 度例）は，長期間にわたる厳重な経過観察を続ける．

水腎症の治療方針を立てるときは，腎機能が最も優先される．特に年少児では成長とともに形態的にも機能的にも改善がありうるので，たとえ高度の拡張と閉塞があっても腎機能障害がなければ経過観察が可能である．

● 治療法
A．手術法
(1) 腎盂形成術（dismembered pyeloplasty）
　　　Anderson-Hynes 法（最も代表的な術式）
　　　simple pyeloureterostomy（年少児の術式）
(2) 経皮的 endopyelotomy
(3) 経尿道的 endopyelotomy
(4) Acucise® endopyelotomy
(5) 腹腔鏡下腎盂形成術

B．一時的腎瘻術の適応
(1) 消化器症状や敗血症を合併する新生児巨大水腎症例
(2) 腎不全を合併する症例
(3) 患側腎機能がきわめて不良で，腎温存に迷う症例

C．Anderson-Hynes 法
(1) 術前に閉塞部位が不明な症例は，麻酔導入後に逆行性腎盂造影で確認する．
(2) 皮膚切開は成人によく用いられる flank incision ではなく，anterior subcostal または anterolateral incision がよい．
(3) 症例によっては背面到達法（dorsal lumbotomy）も選択する．
(4) 腎に到達したら，まず UPJ を見つけて腎盂と尿管を切離し，両端に支持糸をかける．
(5) 拡張した腎盂と UPJ を切除する．腎盂は吻合部を残して縫合する．
(6) 尿管上端の病的な部分を切除後，15〜20mm 縦切開して腎盂下端と吻合する（6-0 または 7-0 号の吸収糸による 1 層結

切除 — A　　　縦切開 — B　　　腎盂尿管吻合 — C

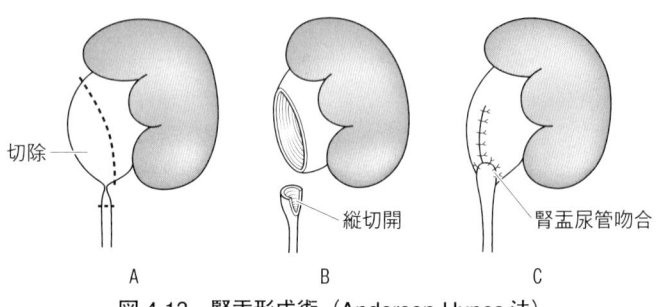

図 4-13　腎盂形成術（Anderson-Hynes 法）
A：病的な UPJ だけでなく，余剰な腎盂も一部切除する．
B：尿管上端を 15 〜 20mm 縦切開する．
C：腎盂尿管吻合には 6-0 または 7-0 号の吸収糸を用いる．

節縫合）．
(7) 術後の腎瘻チューブと尿管ステントについては，①両方とも留置する，②両方とも留置しない，③ダブル J ステントだけを留置する，などのやり方がある．
(8) 腎瘻チューブを使用する場合は，マレコーチューブが使いやすい．
(9) 本術式の成績は良好で，90％以上の症例は閉塞が解除される（図 4-13）．

手術のポイント

　腎全体を剥離する必要はなく，腎盂だけを露出させれば十分である．尿管側は血流温存のためにほとんど剥離をしないことがポイントである．余剰腎盂をどれだけ切除するかは重要ではない．腎盂尿管吻合は 2 〜 3 倍のルーペを用いるのがよい．

6. 予 後

　水腎症は手術によって閉塞が除かれても，必ずしも腎機能が回復するとはかぎらず，さらに悪化する症例もある．このため，術後も思春期以後までの長期間のフォローアップが必要であり，特に術前の腎機能が低かった症例は十分な観察が欠かせない．非手術例についても，軽度例以外はやはり長期間の監視が必要である．

参考文献

1) Carr MC, El-Ghoneimi A：Anomalies and surgery of the ureteropelvic junction in children. In：Campbell-Walsh Urology, 9th ed., edited by Wein AJ, Kavoussi LR, Novick AC et al, pp3359-3382, Saunders, Philadelphia, 2007.
2) 坂井清英：無症候性水腎症の保存的治療と手術適応．小児科診療 68：1579-1586，2005.
3) Amarante J, Anderson PJ, Gordon I：Impaired drainage on diuretic renography using half-time or pelvic excretion efficiency is not a sign of obstruction in children with a prenatal diagnosis of unilateral renal pelvic dilatation. J Urol 169：1828-1831, 2003.
4) Churchill BM, Feng WC：Ureteropelvic junction anomalies：congenital UPJ problems in children. In：Pediatric Urology, edited by Gearhart JP, Rink RC, Mouriquand PDE, pp318-346, WB Saunders, Philadelphia, 2001.
5) Ulman I, Jayanthi VR, Koff SA：The long-term followup of newborns with severe unilateral hydronephrosis initially treated nonoperatively. J Urol 164：1101-1105, 2000.
6) Palmer LS, Maizels M, Cartwright PC et al：Surgery versus observation for managing obstructive grade 3 to 4 unilateral hydronephrosis：a report from the Society for Fetal Urology. J Urol 159：222-228, 1998.

5 腎の先天異常

(1) 腎の先天異常（奇形）には水腎症，無発生，無形成，低形成，異形成，融合腎，異所性腎，囊胞性疾患などがある．臨床的には水腎症，無発生，融合腎，異所性腎，囊胞性疾患が特に重要である．なお水腎症は**第4章**に記載した．
(2) 腎無発生（renal agenesis）とは，発生過程でウォルフ管，尿管芽または後腎原基（metanephric blastema）が欠損して後腎組織がまったく形成されなかった状態をいう．
(3) 腎無形成（renal aplasia）とは，後腎組織は発生したが腎が正常に形成されなかった状態をいう．
(4) 腎の低形成（hypoplasia）と異形成（dysplasia）は，組織学的な概念である．
(5) これらの先天異常の中には他臓器の異常を合併することが少なくない．

I．腎無発生

(1) 両側腎無発生はきわめてまれであり，Potter 症候群として知られているが，死産のことが多く，また生まれても肺低形成のため早期に死亡する．
(2) 片側腎無発生はウォルフ管の異常だけでなく，隣接するミュラー管の発生にも影響するため，男女の性器系の合併異常がおこりうる．男子では精管や精囊の欠損がおこるが，女子の異常はもっと多様で，卵管欠損，単角・双角子宮，重複子宮・腟，腟閉鎖・欠損などがおこる．女子の Mayer-Rokitansky-Küster-Hauser 症候群はこのような病因によるもので，腟留水症・留血症（hydrocolpos, hematocolpos），無月経などで発見されることが多い．
(3) また片側腎無発生では心血管系，消化器系，筋骨格系の異常がしばしば見られる（心中隔欠損，鎖肛，脊椎異常など）．他方 Turner 症候群，Poland 症候群，Klippel-Feil 症候群などでは本症を合併しやすい．

II. 融合腎と異所性腎

(1) 融合腎（fused kidney）には馬蹄（鉄）腎（horseshoe kidney），交差性融合腎（crossed renal ectopia with fusion），塊状腎（lump kidney）などがあるが，これらの中では馬蹄腎が最も多い．

(2) 馬蹄腎はTurner症候群にしばしば合併するが，一方では重複尿管や膀胱尿管逆流（VUR）を伴うことがある（図5-1）．最大の問題は水腎症の合併である．これには①腎盂尿管移行部の位置が高いこと（尿管のhigh insertion），②尿管が峡部の前面を走行すること，③腎血管系の異常が多いこと，などが関係している．二次的に腎結石も発生しやすい．水腎症が高度であれば手術を行うが，腎盂形成術は解剖学的異常のために通常の場合よりも難しく，手術成績も良くない．このため，症例によっては腎盂尿管吻合術よりも腎杯尿管吻合術（calycoureterostomy）を行った方がよいことがある．しかし同時に峡部離断術を要する症例は少ない．

(3) 馬蹄腎では年少児期に水腎症を合併していなくても成長過程で発生することがあるので，長期間の観察が必要である．

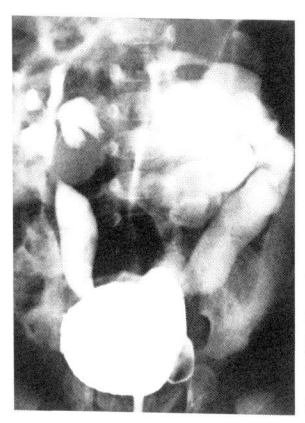

図5-1 合併奇形を有する馬蹄腎
VCUGにて両側のVUR．左水腎水尿管症を認める．本例はさらに両側尿管が膀胱頸部に異所開口し，左腎機能は喪失していたので，峡部離断後に左腎尿管摘除術と右尿管膀胱新吻合術を行った．

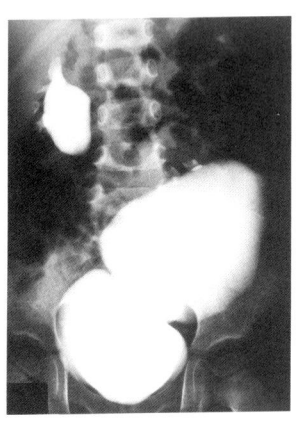

図 5-2　水腎症を合併した骨盤腎

IVPにて左腎は骨盤部にあり，著明な腎盂拡張を伴う（腎杯拡張はほとんどない）．右腎盂も拡張している．

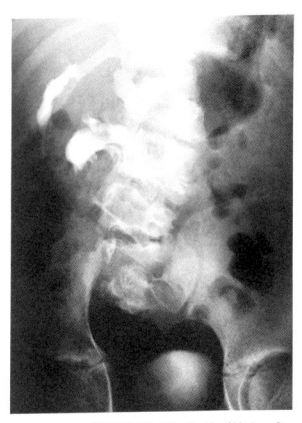

図 5-3　脊椎異常を合併した交差性融合腎

IVPにて右側に二つの腎盂を認めるが，精査の結果，左腎が正中線を越えて右腎と融合した状態であることが判明した．また腰椎の半椎，仙骨の部分欠損を認める．このように，腎異常と脊椎異常の合併は少なくない．

(4) 異所性腎（ectopic kidney）には骨盤腎（pelvic kidney），腰部腎（lumbar kidney），胸部腎（thoracic kidney），交差性腎変位（crossed renal ectopia）などがある．これらの中では骨盤腎が最も多く，重要である（**図 5-2**）．

(5) 異所性腎ではしばしばVUR，水腎症，尿管異所開口，尿道下裂，停留精巣，腟欠損，対側腎奇形などを合併する．このため，たとえ尿路拡張がなくても排尿時膀胱尿道造影（VCUG）は行った方がよい．また他の臓器，特に骨格系の異常をしばしば伴うので，先天性側弯や二分脊椎の症例は尿路の精査が必要である（**図 5-3**）．

Ⅲ. 嚢胞性腎疾患

 小児の嚢胞性腎疾患の大多数は先天性である（表 5-1，図 5-4）．これらの中では多嚢胞性腎が最も症例が多く，日常臨床でも特に重要である．

表 5-1 小児の主な嚢胞性腎疾患

遺伝性嚢胞性腎疾患
　常染色体劣性多発性嚢胞腎（ARPKD）
　常染色体優性多発性嚢胞腎（ADPKD）
　腎嚢胞を合併する先天奇形症候群
　　結節性硬化症
　　von Hippel-Lindau 症候群
　　Bardet-Biedl 症候群
　　Meckel-Gruber 症候群

非遺伝性嚢胞性腎疾患
　多嚢胞性腎（MCDK）
　多房性腎嚢胞
　髄質海綿腎
　単純性腎嚢胞

1. 多嚢胞性腎（多嚢胞性異形成腎 multicystic dysplastic kidney：MCDK）

(1) 腎はさまざまの大きさの嚢胞で占められ，ブドウの房状を呈する（図 5-4-A, 5-5）．正常の腎組織は存在せず，尿管はほとんどの症例で完全に閉塞している．腎盂も痕跡程度にしか認められないが，まれに拡張腎盂を伴った特殊な症例があり，「水腎症型の多嚢胞性腎」と呼ばれる．

(2) 胎生期にウォルフ管から発生した尿管芽は延伸して後腎組織塊に達し，両者の相互誘導作用によって尿管も腎も正常に発達する．MCDK はこの作用の障害によって発生するとされているが，これに関係する遺伝子として BMP4 や PAX2 が指摘されている．

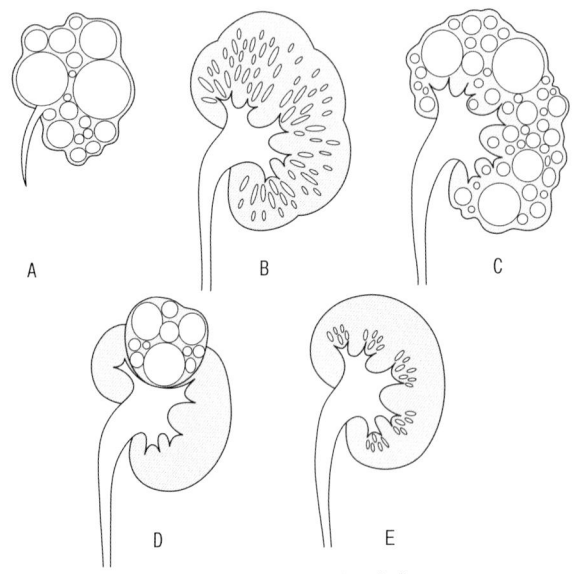

図 5-4 主な嚢胞性腎疾患

A：多嚢胞性腎（多嚢胞性異形成腎，MCDK）．正常の腎組織は存在せず，尿管は完全に閉塞している．
B：常染色体劣性多発性嚢胞腎（ARPKD）．嚢胞は集合管の拡張によるが，小さいために肉眼や画像検査ではわかりにくい．
C：常染色体優性多発性嚢胞腎（ADPKD）．小児期の嚢胞は一般に本図のものよりもサイズが小さく，数も少ない．
D：多房性腎嚢胞．内部に多数の嚢胞があり，広く腫瘍とみなすべき疾患である．
E：髄質海綿腎．腎乳頭部の集合管が拡張している．

(3) 本症は以前は腹部腫瘤で発見されたが，今日では超音波検査（US）により出生前や新生児期に発見されることが多い（**図 5-6**）．男子の方が女子よりも約 1.5 倍多く，左側に発生しやすいが，ごくまれに両側性がある．ほとんどの症例は無症状に経過する．

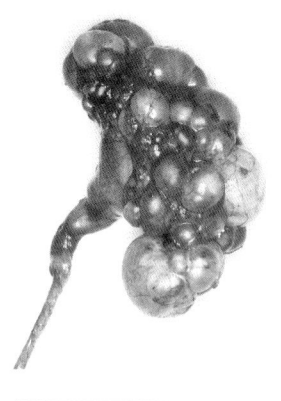

図 5-5　MCDK
腎は大小多数の嚢胞で占められ，ブドウの房状を呈する．今日では手術が必要な症例はきわめて少ない．

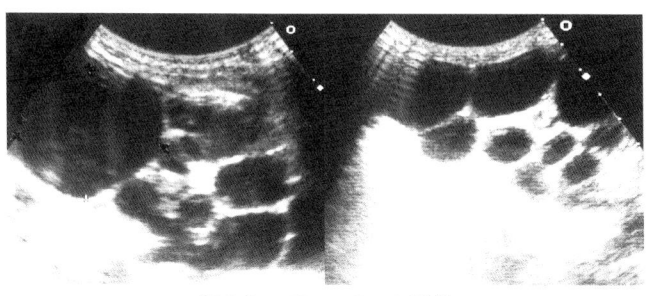

図 5-6　MCDK の US 所見
嚢胞のサイズはさまざまであるが，経過とともに縮小する．腎盂はきわめて小さいので，見つけにくい．

(4) 腎は腫大するが，水腎症のように巨大になることはまれである．画像上腎は大小の嚢胞におきかえられ，正常実質はなく，腎盂も見えない．嚢胞間に隔壁がある．
(5) 診断は一般に容易であるが，水腎症型の MCDK はまぎらわしい．そのような症例は腎シンチグラフィを行って腎機能の有無を調べる．MCDK では腎機能はまったくないが，水腎症ではたとえ高度でも腎機能は存在する．ただし放射性医薬品が ^{99m}Tc-DMSA の場合は未熟な尿細管にわずかに取り込まれることがあるので，偽陽性のおそれがある．これに対し

て ^{99m}Tc-MAG3 ではこのようなことがなく，より正確な判定を下すことができる．
(6) 本症は対側の尿路に VUR や水腎症を合併しやすいので，原則として全例に VCUG を実施すべきである．
(7) MCDK そのものによる合併症は腫瘍発生と高血圧が報告されている．腫瘍はウィルムス腫瘍が多く，主に小児期（7歳以下）に発生し，頻度は正常の約5倍高い（ただし発生率としては約 0.05％）．高血圧の発生頻度はきわめて低い．
(8) 本症の最大の特徴は，成長に伴って大多数の MCDK が自然に縮小，退縮することである．退縮率は低年齢ほど大きいようであり，5歳までに半数以上の症例は画像上腎が認められなくなる．しかし残りの半数は長期間存在し，ごく一部は増大する．成人に偶然発見される「単腎症」の中には，真の腎無発生ではなくて小児期に退縮した MCDK 症例がかなり含まれているものと思われる．
(9) 治療方針は次のようにする．
  1) 発見時の患児の月・年齢にかかわらず，原則として全例経過観察とする．
  2) 観察期間は，年齢的には7歳頃までは全例を対象とし，MCDK が残存するかぎりその後もフォローする．
  3) US 検査は1歳までは3～6カ月毎に，1～5歳は6～12カ月毎に，それ以後は1年に1回行う．血圧も測定する．
  4) 下記のいずれかの場合は手術療法を考える．
   ① 腫瘍発生が疑われる場合
   ② MCDK にもとづくと思われる高血圧がある場合
   ③ 腹部の圧迫症状や疼痛がある場合
   ④ MCDK の診断が不確定な場合
   ⑤ 患者側が経過観察よりは手術療法を望んでいる場合
   ⑥ 対側尿路の異常（VUR など）や他の腹部疾患のために手術が必要な症例で，患者側が MCDK の同時手術を希望する場合
      MCDK に対する手術療法は単純腎摘除術であり，通常の開放性手術または腹腔鏡下手術が行われる．

2. 常染色体劣性多発性嚢胞腎（autosomal recessive polycystic kidney disease：ARPKD）

(1) ARPKDは常染色体劣性遺伝による嚢胞性腎疾患で，第6染色体上に存在するPKHD1が原因遺伝子である．
(2) 大多数の症例は出生前あるいは出生後早期に診断されるので，幼児型嚢胞腎とも呼ばれたが，今日ではこの呼称はほとんど使われない．
(3) 両側腎は著明に腫大し，集合管の拡張による紡錘形の嚢胞が無数に存在する．USではエコー輝度が均一に高く，皮髄境界が不明瞭である．嚢胞そのものはきわめて小さいので，USでもCTでもわかりにくい（図5-4-B, 5-7）．
(4) 症状は腹部膨満，呼吸困難，消化器症状，高血圧，腎不全症状などであるが，発症時期が早いほど症状は重く，予後もより不良である．生後1カ月を生き延びれば，1歳まで生きられるチャンスはかなり高い．さらに，1歳以後まで生き延びれば，長期生存も可能である．本症では全例に肝線維症を合併する．

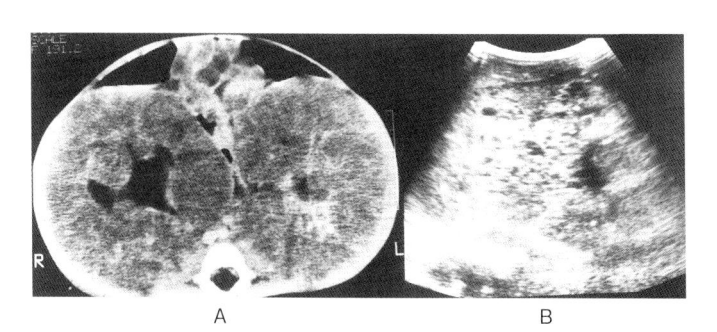

図5-7　ARPKDの画像所見
A：CTにて腹部の大部分を占拠する巨大な腎を認める．
　　嚢胞は小さいために認識できない．
B：USでは高エコー像を示す．

(5) 治療は対症療法であり，呼吸困難に対する呼吸管理，高血圧に対する降圧剤投与，腎不全に対する薬物療法，透析療法，移植療法などが行われる．本症は新生児・乳児期の死亡率が特に高いが，この時期は腎不全よりは著明な腎腫大による呼吸障害が主な死亡原因である．これに対しては，まれに両側または片側の腎摘除術が行われるが，本症の予後は一般にきわめて不良である．

3. 常染色体優性多発性嚢胞腎（autosomal dominant polycystic kidney disease：ADPKD）

(1) ADPKDは常染色体優性遺伝による嚢胞性腎疾患で，第16番染色体上のPKD1と第4番染色体上のPKD2が原因遺伝子である．このうちPKD1の遺伝子異常によるADPKDが約8割を占めるが，PKD2のそれと比べて病気の進行が早いとされている．
(2) 腎は腫大し，エコー輝度は高く，ARPKDとの鑑別は必ずしも容易ではない．しかしUSやCTスキャンで円形ないし楕円形の小嚢胞を認めれば，ADPKDの可能性が高い．また小児では嚢胞が片側腎だけに見られたり，1個だけのこともある．成人では肝嚢胞を伴うが，小児ではきわめてまれである（図5-4-C）．

表 5-2 主な嚢胞性腎疾患の比較

	ARPKD	ADPKD	MCDK
遺 伝 形 式	常染色体劣性	常染色体優性	非遺伝性
原因遺伝子	PKHD1	PKD1（8割），PKD2	
症 例 数	少ない	多い	多い
発 症 時 期	周産期	30〜50歳代，まれに新生児期	無症状多い，周産期症例増加
腎 機 能	高度障害	小児期は正常	罹患腎は無機能
腎 腫 大	両腎対称的に腫大	両腎対称的または非対称的に腫大	罹患腎の腫大，後に萎縮
U S 所 見	均一な高エコー像	数個以上の嚢胞	大小多数の嚢胞
病理組織所見	集合管の拡張	ネフロンの一部と集合管の拡張	集合管末端の拡張
他臓器病変	肝線維症	肝・膵嚢胞，頭蓋内動脈瘤（成人）	対側尿路のVUR，水腎症

> 囊胞性腎疾患の日本語名は互いに似ていて紛らわしい．このためか，同じ疾患に複数の名前が使われている．しかし無用の混乱を避けるためには用語はできるだけ統一すべきである．MCDK はこれまで多囊腎，多囊性腎，多囊胞性腎，多囊性異形成腎など，PKD は囊胞腎，多発囊胞腎，多発性囊胞腎などと呼ばれてきたが，今日ではそれぞれ多囊胞性異形成腎，多発性囊胞腎にほぼ統一されている．一方 ARPKD と ADPKD については，それぞれ幼児型囊胞腎 (infantile PKD)，成人型囊胞腎 (adult PKD) と呼ぶこともあるが，後者が小児期に発見されたり発症したりすることもあるので，適当な呼称とはいえず，やはり使用すべきではない．

(3) 発症時期はほとんどが成人期なので，小児で問題になる症例は少ないが，家族内発生のスクリーニング検査などで乳児期に発見されることがある．

(4) まれに新生児期に腎不全に陥るような特殊な症例もある．

(5) 症状は血尿，腹痛，高血圧，尿路感染症，蛋白尿などであるが，いずれも軽度のことが多い．

(6) 治療は対症療法であるが，特殊な症例を除けば小児期に末期腎不全に陥ることはほとんどない (**表 5-2**)．

4. 多房性腎囊胞 (multilocular renal cyst)

(1) 内部に多数の囊胞がある腫瘍性病変であり，約半数は小児期に発見される．本症はさらに，①良性の多房性腎囊胞，②部分分化したウィルムス腫瘍を伴う多房性腎囊胞，③ウィルムス腫瘍の結節を伴う多房性腎囊胞，④囊胞性ウィルムス腫瘍，の4型に分けられることもあるが，①から④までは一連の病変と考えられる (**図 5-4-D**)．またこれらを臨床的に鑑別するのは難しい．

(2) 症状は腹部腫瘤，腹痛，血尿などであるが，今日では US などで偶然発見されることも多い．

(3) 本症は基本的には悪性腫瘍とみなすべきなので，治療は腎摘除術が原則である．しかし腫瘍が小さいときは腎部分切除術や腫瘍核出術も選択される．

5. 髄質海綿腎（海綿腎 medullary sponge kidney）

(1) 腎乳頭集合管の遠位部が小嚢胞状に拡張する．一般にすべての乳頭がおかされるが，片側性のこともある（図 5-4-E）．
(2) 腎は軽度腫大し，IVP では乳頭部に拡張した集合管が刷毛のように認められる（図 5-8）．しばしば結石を合併する．
(3) 症状は血尿，腹痛などであるが，小児では偶然発見されることも少なくない．
(4) 小児期に無症状でも，将来は結石，尿路感染症，尿濃縮能低下などの合併症がおこりうるので，長期間にわたるフォローが必要である．

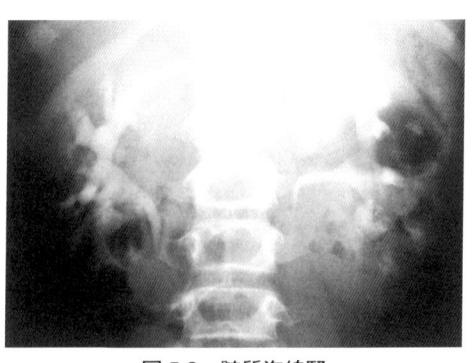

図 5-8　髄質海綿腎
IVP にて乳頭部の拡張した集合管が刷毛のようにみえる．

参考文献

1) Glassberg KI : Renal dysgenesis and cystic disease of kidney. Campbell-Walsh Urology, 9th ed., edited by Wein AJ, Kavoussi LR, Novick AC et al, pp3305-3358, Saunders, Philadelphia, 2007.
2) Wiener JS : Multicystic dysplastic kidney. In : Clinical Pediatric Urology, 4th ed., edited by Belman AB, King LR, Kramer SA, pp633-645, Martin Dunitz, London, 2002.
3) 寺島和光, 田尻雄大, 増子洋：小児の囊胞性腎疾患の治療. 腎と透析 49：707-712, 2000.

6 巨大尿管（水尿管症）

1. 定義と分類

(1) 尿管が正常よりも太い状態を巨大尿管（megaureter）という．しかし尿管は極端に太いとはかぎらず，一般に尿管直径が7mm以上あれば巨大尿管であり，水尿管症（hydroureter）や拡張尿管（wide ureter）とほぼ同義である．

(2) 巨大尿管は**表6-1**のように分類されるが，単に巨大尿管といえば原発性閉塞性巨大尿管を意味する（**表6-1**）．

表6-1 巨大尿管の分類

閉塞性巨大尿管；obstructed megaureter
　原発性 − ①機能的閉塞（adynamic segment など）
　　　　　②機械的閉塞（尿管狭窄など）
　続発性 − 神経因性膀胱，後部尿道弁などによるもの
逆流性巨大尿管；refluxing megaureter
　原発性 − 原発性 VUR によるもの
　続発性 − 後部尿道弁などに起因する VUR によるもの
非閉塞性・非逆流性巨大尿管；non-obstructed, non-refluxing megaureter
　原発性 − 新生児の巨大尿管，プルンベリー症候群など
　続発性 − 多尿などによるもの

　閉塞性巨大尿管は内因性（尿管狭窄）または外因性（神経因性膀胱など）の機械的閉塞によるものもあるが，ほとんどの症例は機能的閉塞である．これは尿管下端の筋組織の構築異常のために無蠕動部（adynamic segment）が存在し，この箇所で尿の円滑な輸送が障害されて近位尿管が拡張するものであり，尿管内腔が物理的に狭いのではない．しかし新生児では原発性非閉塞性（非逆流性）巨大尿管が多いとされ，閉塞性と非閉塞性の区別は必ずしも明確ではない．一般に巨大尿管といえば原発性巨大尿管，特に機能的閉塞によるものを意味する．逆流性巨大尿管は VUR によるものであるが，逆流と閉塞が同時に存在する特殊な巨大尿管もある．

2. 症状と診断

(1) 症状は巨大尿管に特有のものはなく，水腎症とほぼ同じであり．発熱，腹痛，血尿，嘔吐などであるが，尿路感染症（UTI）による発熱が最も多い．
(2) 周産期に発見される無症候性巨大尿管の症例が増えている．
(3) 男子症例の方が多く，左側に発生しやすく，全体の2，3割は両側例である．
(4) 診断は超音波検査によるが，詳細な尿管形態の把握には静脈性腎盂造影（IVP）がよい．症例によってはCTスキャンやMR urographyを行う．
(5) 典型的なIVP所見は，尿管の蛇行や屈曲は少なく，また下部の方が上部よりも太くなる傾向がある．ごく軽度なものでは，尿管下部だけが紡錘形に拡張する．尿管の太さはさまざまであるが，最大直径10～25mm位のものが多い．尿管が太くなるにつれて腎盂も拡張するが，その程度は比較的軽い（図6-1）．もし著明な水腎症も認める場合は，腎盂尿管移行部閉塞が同時に存在する可能性がある．

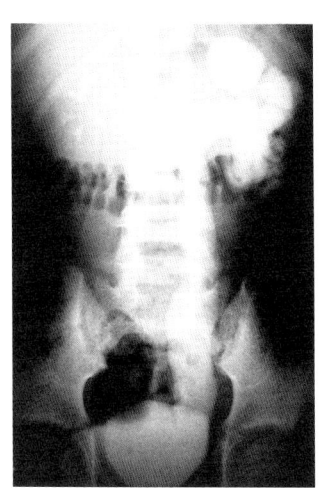

図 6-1 巨大尿管の典型的な IVP 所見（左側）

尿管は蛇行が少なく，下部ほど太くなる傾向があり，下端は紡錘形を示す．尿管がかなり太くても，水腎症の程度は軽度ないし中等度のことが多い．

(6) VURの有無や膀胱尿道の異常を調べるために，全例に排尿時膀胱尿道造影（VCUG）も行う．
(7) 尿の通過障害の評価は水腎症と同様に利尿レノグラフィで行うが，関心領域（ROI）は腎だけでなく，尿管にも設定し，利尿薬投与のタイミングも少し遅らせる（**第4章「水腎症」参照**）．しかし本法による評価判定は水腎症よりも難しく，信頼度が低い．このためレノグラムではパターンよりもむしろ分腎機能を重要視する．
(8) 尿管がかなり太くても，腎盂拡張が強くないかぎり通過障害は軽いことが多く，腎機能低下はないか，あっても軽度である．

3. 治　療

● 巨大尿管の自然歴
(1) 本症例の2/3以上は成長と共に尿管拡張が改善ないし完全消失する（図6-2）．

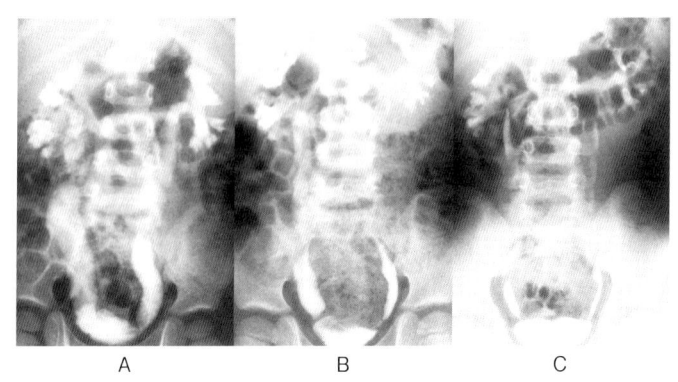

図6-2　自然軽快した両側巨大尿管

A：2歳，B：3歳，C：7歳のIVP．2歳時の下部尿管直径は左側12mm，右側15mmであったが，成長とともに尿管拡張は軽減した．この間腎機能の低下は認められなかった．
〔寺島和光，藤本健吉：原発性巨大尿管の治療方針．小児外科 24：629-638，1992より引用，改変〕

(2) 改善・消失の頻度は低年齢ほど高く，3歳以後は低くなるが，10歳頃まではまだその可能性がある．改善は軽度巨大尿管だけでなく，高度例でもおこる．
(3) しかし約5％の症例は不変ないし悪化したり，腎機能が低下する．

● 治療方針
(1) 本症は自然軽快率が高いために，治療（手術）の適応例は全体の1, 2割程度と少ない．
(2) 治療方針はまだ確立されていないが，年齢，尿管拡張の推移，分腎機能，UTIなどを指標にする．大原則としては，尿管拡張の改善傾向が続くかぎり経過観察とし，増悪例または分腎機能漸減例は手術療法とする．
(3) 1歳頃までは尿管の太さに関係なく経過観察とするが，両側の高度例で高窒素血症を伴ったり，UTIを繰り返すときは手術を考える．
(4) 1歳で下部尿管の直径が15mm以上あれば，原則として手術を行う．直径が15mm以下ならさらに経過観察とするが，強い腎盂拡張例や分腎機能低下例は手術を考える．
(5) 3歳以後で直径が10mm以上あれば，原則として手術を行う．
(6) 10歳頃で直径が7mm以上あれば手術を行うが，腎盂拡張がなくて分腎機能が正常なら経過観察とする（**表6-2**）．

表6-2 巨大尿管の手術適応

1. 片側例で，経過中に同側腎機能が低下するか，尿管拡張が増加するか，またはUTIを繰り返す症例
2. 両側例で，尿管拡張が高度で高窒素血症を伴う症例
3. 下部尿管の直径が1～2歳で15mm以上，3歳以後で10mm以上の症例

● 手術療法
(1) 病的な尿管下端を切除した後尿管膀胱新吻合術を行うが，直径が10mm以上のときは同時に尿管形成術（尿管縫縮術

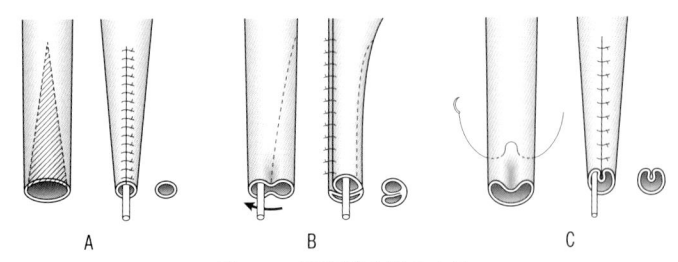

図 6-3 尿管形成術の方法

A：尿管壁を切除して縫縮する，いわゆる tapering 法．
B：余剰な壁を折りたたむ folding 法．
C：余剰な壁を内側に折りこませてヒダを作る plication 法．

ureteral tailoring）を併用する．
(2) 尿管形成術には尿管壁の一部を切除する術式と切除しない術式があり，症例によって両者を使い分けるが，いずれも尿管内腔を適切なサイズにすることによって尿管機能の改善をはかり，尿輸送を円滑にし，さらに術後の VUR 発生を予防することが目的である（図 6-3）．
(3) 手術成績はいずれも良好である．

A. 尿管壁を切除する術式：excisional tapering 法（いわゆる tapering 法）

尿管拡張が高度で，膀胱容量が小さい症例が対象になるが，尿管下端の血流障害をきたす可能性がある．
(1) 尿管剥離はまず膀胱内から行うが，吻合に必要な長さの剥離ができないときは，膀胱外からの剥離も加える．この操作でもまだ不十分な症例に対しては，膀胱壁を吊り上げて腸腰筋に固定する psoas-bladder hitch 法を併用する．
(2) 尿管壁に分布する栄養血管のできるだけ少ない側（一般には外側）を選び，**図 6-3-A** のように細長い V 字型に余剰な壁を切除する．切除幅は，縫縮された尿管下端の直径が 5〜7mm になるように，または 10〜12Fr. のカテーテルが余裕をもって挿入できる位のサイズになるように決める．切除距離（縫縮範囲）は尿管の太さにより異なるが，概ね 5〜

巨大尿管（水尿管症） 65

8cm である．
(3) 尿管は 5-0 号の吸収糸で 1 層に縫合する．病的な下端は膀胱と吻合する直前に切除する．
(4) 粘膜下トンネルの作製と尿管膀胱新吻合は，他の術式と共通する．尿管剥離が膀胱内操作のみの場合は Cohen 法で行い，膀胱外操作も加えられた場合は Politano-Leadbetter 法に準じてトンネルを斜めに作成する（術式については**第 8 章「膀胱尿管逆流」**参照）．ただし尿管口は三角部ではなく，もっと頭側に位置することもあり，尿管の不自然な屈曲を避けてスムーズな走行にすることが重要である．
(5) 術後は尿管カテーテルを 5 〜 7 日間留置する（**図 6-4**）．

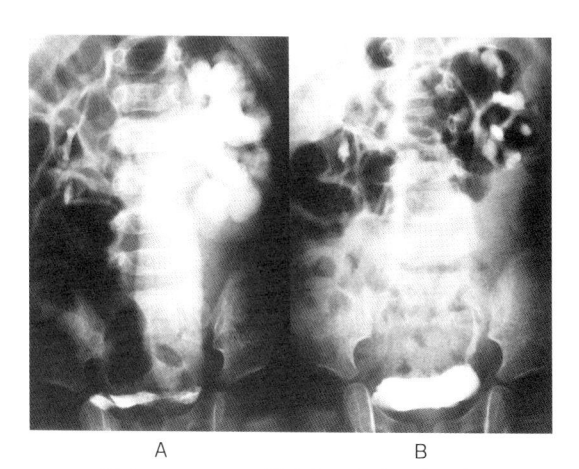

図 6-4　tapering 法を行った左巨大尿管

A：8 カ月の IVP．下部尿管の直径は 25mm あり，UTI を繰り返したため，tapering 法＋ Politano-Leadbetter 法を行った．このような年少児で尿管拡張が高度なものは，膀胱容量が小さいために plication 法や folding 法では新吻合が難しい．
B：術後の IVP．

（寺島和光，藤本健吉：原発性巨大尿管の治療方針．小児外科 24：629-638，1992 より引用，改変）

B. 尿管壁を切除しない術式：folding 法と plication 法
(1) folding 法は，尿管内に 10 〜 12Fr. のカテーテルを挿入し，余剰な壁を図 6-3-B のようにマットレス縫合の要領で連続縫合し，その部分を折りたたんで縁を尿管に結節縫合する．尿管カテーテルは 3 〜 5 日間留置する．
(2) plication 法は，図 6-3-C のように尿管壁の 2 〜 3 時と 9 〜 10 時の位置の外膜と筋層に糸をかけ，間の部分を Lembert 法の要領で内側に折りこませてヒダを作る．本法は手技的には tapering 法や folding 法よりも簡単である（図 6-5）．

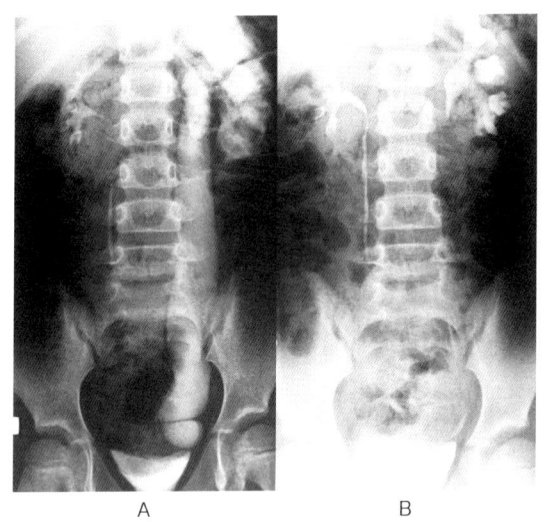

図 6-5 plication 法を行った左巨大尿管
A：6 歳の IVP．下部尿管の直径は 23mm あり，plication 法＋ Cohen 法を行った．年長児では尿管拡張が著明でも膀胱容量が大きいため，plication 法が可能である．
B：術後の IVP．
（参考文献 4 より引用，改変）

その他の巨大尿管の治療

(1) 逆流性巨大尿管は，逆流そのものが高度なので，新生児・乳児以外はすべて逆流防止術が必要である（図6-6）．本症は閉塞性巨大尿管と比べると，同じ程度の尿管拡張でも尿管縫縮が必要な症例がやや少ない．
(2) プルンベリー症候群にみられる巨大尿管は，尿管の内因性の部分的拡張（segmental dilatation）であり，非閉塞性に分類される．成長とともに軽快する例が少なくなく，手術適応例は多くない（図6-7）．
(3) 続発性巨大尿管は，原因となった基礎疾患の治療が中心になる．

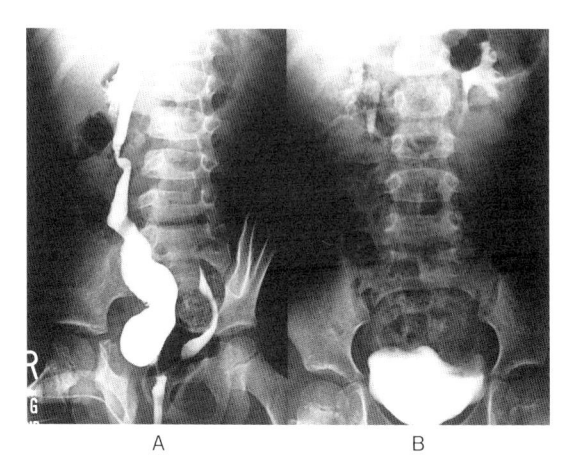

図6-6 逆流性巨大尿管
A：4歳のVCUG．両側VURがあり，右側下部尿管の直径は27mmであったので，本例はtapering法を行い，Cohen法で膀胱に新吻合した．
B：術後のIVP．
（参考文献4より引用，改変）

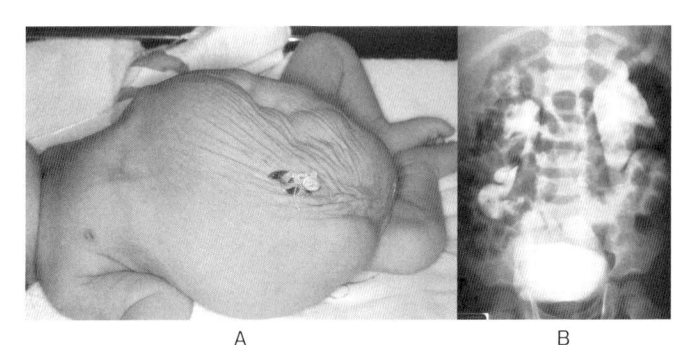

図 6-7 プルンベリー症候群における巨大尿管

A：プルンベリー症候群の典型的な腹部所見．腹部は膨隆し，腹壁は皺が寄って薄く，腸管の蠕動が直接観察できる．

B：IVPにて尿管の蛇行と，不規則な部分的拡張を認める．本症ではVURの合併が多いが，全例ではない（本例でもVURはなかった）．尿管筋層の先天異常により尿管拡張が発生すると考えられるので，一般に非閉塞性・非逆流性巨大尿管に分類される．

参考文献

1) Khoury AE, Bägli DJ：Reflux and megaureter. In：Campbell-Walsh Urology, 9th ed., edited by Wein AJ, Kavoussi LR, Novick AC et al, pp3423-3481, Saunders, Philadelphia, 2007.
2) 坂井清英，近田龍一郎，太田章三：巨大尿管症の臨床的検討－分腎機能より見た手術の効果－．日本小児泌尿器会誌 15：129-138，2006.
3) McLellan DL, Retik AB, Bauer SB et al：Rate and predictors of spontaneous resolution of prenatally diagnosed primary nonrefluxing megaureter. J Urol 168：2177-2180, 2002.
4) 寺島和光，中井川昇：巨大尿管に対する尿管形成術．日小外会誌 33：256-261, 1997.

7 重複尿管, 尿管異所開口, 尿管瘤

I. 重複尿管

(1) 重複尿管（重複腎盂尿管, ureteral duplication）とは, 腎盂および尿管が重複した状態である. 2本の尿管がそれぞれ独立して開口するものは完全重複尿管, 途中で合流して1本の尿管になるものは不完全重複尿管である.

(2) 不完全重複尿管は無症状に経過することが多く, 臨床上問題になる症例は少ないが, 完全重複尿管では尿管異所開口, 尿管瘤, 尿管下端狭窄, 膀胱尿管逆流（VUR）などを合併しやすい（図7-1）.

(3) 胎生期に中腎管から尿管芽が2個発生すると, 将来重複尿管が形成される（図7-2, 3, 4）. 2本の尿管のうちの上極尿管（上半腎所属尿管）は下極尿管よりも尾側に開口するので, しば

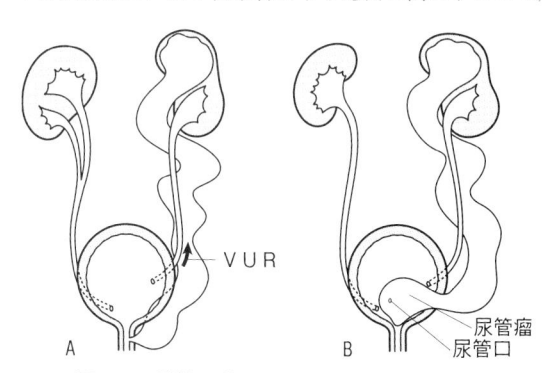

図 7-1 重複尿管, 尿管異所開口, 尿管瘤

A：不完全重複尿管（右側）は臨床的意義は小さいが, 完全重複尿管（左側）では上極尿管の拡張と異所開口, 尿管口狭窄などが, 下極尿管はVURを合併しやすい.

B：尿管瘤は単純性と異所性に分類される. 本図のように瘤の下縁が膀胱頸部におよんでいるものは異所性尿管瘤であり, 重複尿管に合併することが多い.

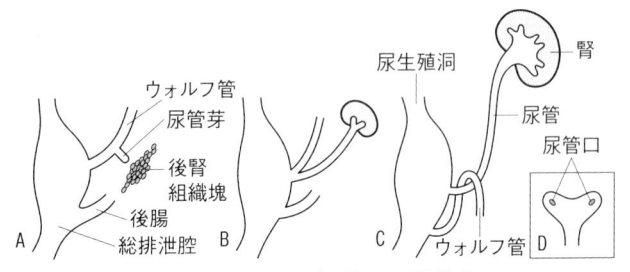

図 7-2　腎および尿管の正常発生

A：胎生 4 週頃，ウォルフ管（中腎管）が総排泄腔に開口する近くで尿管芽が発生し，将来永久腎になる後腎組織塊に向かって伸びる．
B：その後総排泄腔から尿生殖洞が分割形成される過程で，ウォルフ管下端が次第に尿生殖洞に吸収される．一方，尿管芽先端は後腎組織塊に達し，両者の相互誘導作用によって尿管のみならず腎も発達する．この場合，正常位置から発生した尿管芽は後腎組織塊の中央部に接するが，ここは細胞密度が濃く組織も発達しているので，腎は正常に形成される．
C，D：さらに進むと尿管下端も尿生殖洞に吸収され，胎生 12 週頃にはウォルフ管は尾側に移動して膀胱外に，尿管はウォルフ管から分離して頭側に移動して膀胱内の正常位置に開口する．

(参考文献 2 より引用，改変)

しば膀胱外の異所開口となる．さらに尿管下端狭窄や尿管瘤を合併することも多い（図 7-5）．下極尿管は膀胱内に開口するが，正常よりも頭外側に変位することがあるので，膀胱壁内尿管が短くなり，膀胱尿管逆流（VUR）を合併しやすい（図 7-6）．

(4) 尿管芽の発生異常は所属腎および尿管の形成にも影響をおよぼす（いわゆる bud theory）．その結果腎の低形成や異形成，さらには水腎症や水尿管症などのさまざまな先天性腎尿路奇形（Congenital Anomalies of the Kidney and Urinary Tract：CAKUT）を呈する．尿管の発生には BMP4，AGTR2，PAX2，FOXC1，WT1 など多くの遺伝子が関与しているが，CAKUT はこれらの遺伝子の変異によって生ずると考えられる．

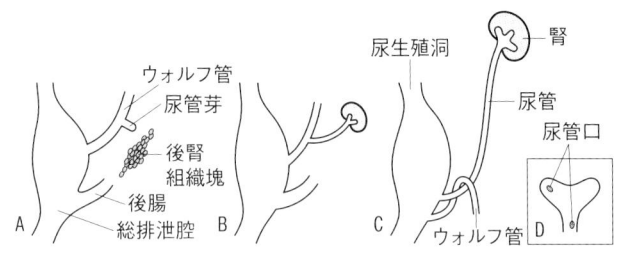

図 7-3 単一尿管における異所開口と腎低／異形成

A：ウォルフ管上の尿管芽の発生位置が正常よりも高いときは，尿管芽は後腎組織の辺縁と接するが，ここは細胞密度が薄く組織も未発達のため，腎は正常に形成されずに低形成や異形成を示しやすい．
B，C：一方，尿管下端の尿生殖洞への吸収は遅れるため，尿管は膀胱よりも尾側に開口する（**図 7-2** と比較）．
D：本図では左尿管が尿道に異所開口している．
（参考文献 2 より引用，改変）

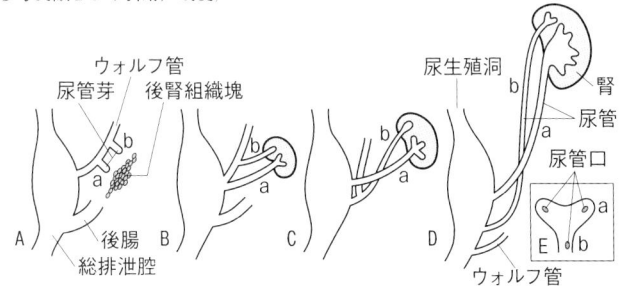

図 7-4 完全重複尿管における異所開口

A：完全重複尿管はウォルフ管上で尿管芽が 2 個発生するためにおこる．上極尿管芽 b の位置は正常よりも高いため，将来後腎組織塊の辺縁と接することになるので，腎上極は低／異形成を示しやすい．
B，C：下極尿管 a はウォルフ管上でより尾側から発生するために先に尿生殖洞に吸収され，次第に頭側に移動する．
D，E：一方，上極尿管 b はウォルフ管上で下極尿管よりも頭側に発生するために吸収が遅れ，より内側かつ尾側に開口するために異所開口となりやすい．上極と下極の尿管が途中で交差して，それぞれ尾側と頭側に開口する現象を Weigert-Meyer の法則と呼ぶ．
（参考文献 2 より引用，改変）

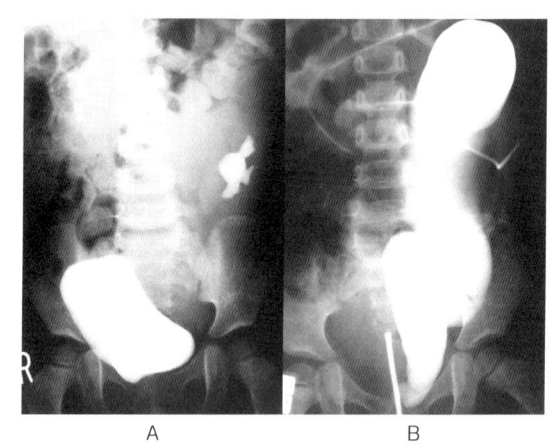

図 7-5 重複尿管と異所開口（尿道）
A：IVPにて左側の典型的な"drooping lily sign"と膀胱の圧排所見を認める.
B：術中の造影検査にて上半腎盂尿管は著明に拡張し,尿道に開口していた.

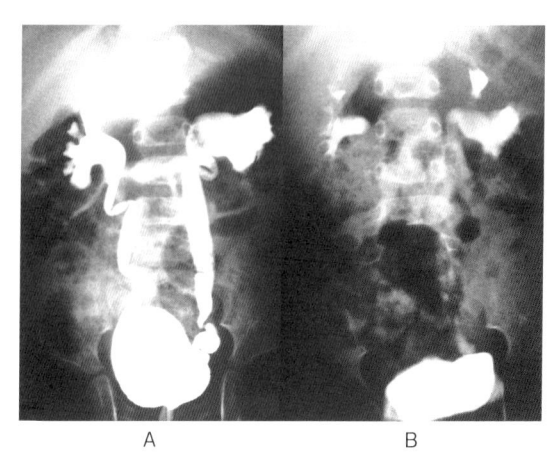

図 7-6 重複尿管と VUR
A：VCUGにて両側のVURと左側の"drooping lily sign"あり.
B：IVPによって左側が完全重複尿管であることがわかる. 本例のように重複尿管ではVURは下極尿管に発生することが多い.

II. 尿管異所開口

1. 病　態

(1) 尿管異所開口（ectopic ureter）とは，尿管が膀胱外（厳密には膀胱三角部以外）に開口する異常である．
(2) 小児では単一尿管よりも重複尿管に合併することが多く，女子の方が男子よりも多い．
(3) 異所開口部位は，女子では膀胱頸部，全尿道，腟，腟前庭，ガルトナー管などであり，男子では膀胱頸部，後部尿道，精管，精嚢などである．
(4) 異所開口尿管は下端狭窄をおこしやすい．一方では，尿道開口例で排尿時に尿管への尿の逆流がおこることがある．
(5) 所属腎は低形成や異形成を伴うことが多い（図7-3）．

2. 症　状

(1) 男女共通の症状は発熱（UTI），腹痛，腹満などである．
(2) 女子特有の症状は尿管性尿失禁（正常の排尿とは別に，常に下着がぬれる）である．しかし失禁量がごく少量のときは，幼児期には見過ごされやすい．
(3) 男子では精巣上体炎，排尿障害（精嚢開口例）などがおこることがある．

3. 検査と診断

(1) 女子で尿管性尿失禁に特有の症状があれば，本症の可能性が高い．さらに腟前庭の詳細な観察によって，尿管開口部の発見や尿滲出の確認ができることがある．
(2) 男子で精巣上体炎や原因不明の排尿障害があれば，本症を疑うべきである（図7-7）．
(3) 超音波検査（US）や静脈性腎盂造影（IVP）の所見は，重複尿管例では上部尿路の拡張や重複，上半腎の非描出と下半腎の外側下方変位（いわゆる drooping lily sign），単一尿管例では腎萎縮（非描出）や精嚢拡大などである．

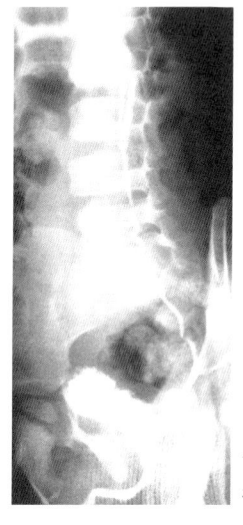

図 7-7　単一尿管の精嚢開口
VCUG にて拡張した精嚢と左尿管が描出される．腎は低／異形成を示した．

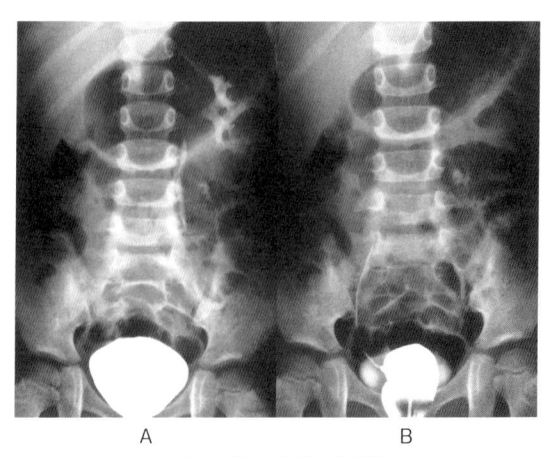

図 7-8　単一尿管の腟開口
A：IVP にて右腎盂は描出されない．
B：IVP 後に実施した腟造影で右尿管が描出される．手術にて右腎は L5 の位置に存在し，示指頭大であった．

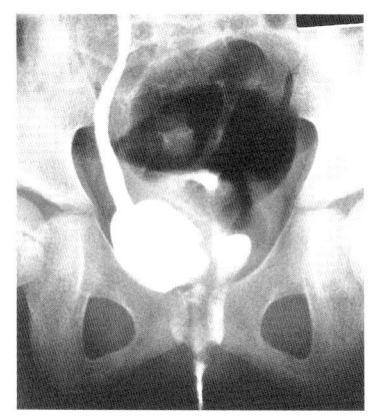

図 7-9 単一尿管のガルトナー管開口
腟造影にて拡張したガルトナー管（Gartner's duct cyst）と右尿管が描出される．

(4) 排尿時膀胱尿道造影（VCUG）では尿道尿管逆流や尿道閉塞の所見を認めることがあり，重複例ではしばしば下極尿管へのVURがある．
(5) 尿管腟開口例では腟造影によって尿管が描出されることがある（図7-8, 9）．
(6) 内視鏡検査では膀胱や尿道だけでなく，女子では腟内も調べて，尿管開口部の発見に努める．
(7) 上記検査で診断が確定することが多いが，確定しないときはさらに腎シンチグラフィ，CTスキャン，MR urographyなどの検査も考慮する．腎シンチグラフィでは所属腎の機能も知ることができる．

4. 治　療

● 治療方針

(1) 所属腎・尿管の状態によって手術法を選択する．特に腎機能の有無と尿路拡張の程度がポイントになる（図7-10）．
(2) 単一尿管の異所開口の場合，腟・腟前庭開口例では腎機能は

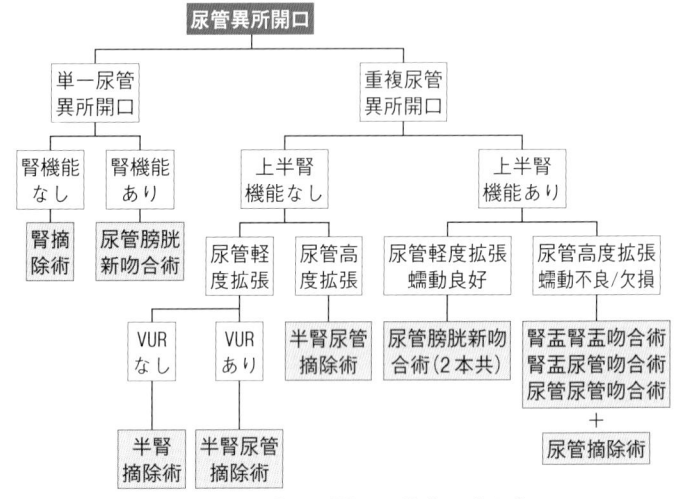

```
尿管異所開口
├── 単一尿管異所開口
│   ├── 腎機能なし → 腎摘除術
│   └── 腎機能あり → 尿管膀胱新吻合術
└── 重複尿管異所開口
    ├── 上半腎機能なし
    │   ├── 尿管軽度拡張
    │   │   ├── VURなし → 半腎摘除術
    │   │   └── VURあり → 半腎尿管摘除術
    │   └── 尿管高度拡張 → 半腎尿管摘除術
    └── 上半腎機能あり
        ├── 尿管軽度拡張 蠕動良好 → 尿管膀胱新吻合術（2本共）
        └── 尿管高度拡張 蠕動不良/欠損 → 腎盂腎盂吻合術／腎盂尿管吻合術／尿管尿管吻合術 ＋ 尿管摘除術
```

図 7-10 尿管異所開口の治療の進め方

ほとんどなく，将来も機能回復は望めないので，腎摘除術を行う．尿管摘除術は一般には必要がない．ガルトナー管開口例の場合，これが囊腫状に拡張して感染を伴っているような症例では囊腫の処置が必要なこともある．膀胱頸部開口例などで腎機能が保たれている症例に対しては，尿管膀胱新吻合術を行う．

(3) 重複尿管で所属腎の機能が廃絶している症例は，上半腎の摘除術を行う．尿管が著明に拡張しているかVURが合併している場合は，これも同時に摘除した方がよい（半腎尿管摘除術 heminephroureterectomy）．腎機能が保たれている症例は尿管の性状によって①尿管膀胱新吻合術（姉妹尿管も同時に），②上半腎と下半腎の腎盂腎盂吻合術（または尿管腎盂吻合術，尿管尿管吻合術）のいずれかの再建術を選択する．

重複尿管，尿管異所開口，尿管瘤　77

　重複尿管に異所開口が合併した症例はさまざまな病態を示すので，手術法の選択に迷うことがある．また症例によっては手術そのものが難しい．もし下腹部の手術(例えば尿管膀胱新吻合術)だけで治すことができれば，侵襲はより少なく，美容面からも望ましい方法ではあるが，そのためには上半腎機能があること，尿管が極端には太くないこと，蠕動が良好であることが条件である．これができないときは腎を手術することになるが，上半腎を温存する腎盂腎盂(尿管腎盂)吻合術では腎盂が小さいと技術的に難しい．もし上半腎機能がある場合でもそれがごくわずかであり，再建術が技術的にきわめて難しいと判断されたら，半腎摘除術を行うのもやむをえない．半腎尿管摘除術では尿管下部の処理が重要であり，尿道括約筋損傷を避けるための慎重な操作が求められる．

● 半腎尿管摘除術

(1) 腎と尿管への到達は，一つの皮膚切開で行うよりも別々の切開の方がよい．
(2) 腎への到達法は，年少児では側腹部からの flank incision よりも腹面からの anterior subcostal incision の方がよい (**図7-11**)．
(3) 成人と比べると，小児では筋層や結合組織の未発達性のために，体格差の割合以上に小さな皮膚切開で十分な手術野が得られる．
(4) 内腹斜筋と腹横筋の間を走行する肋間神経は損傷に注意し，術野の頭側に寄せておく．
(5) 腎・腎茎部を露出し，上半腎と下半腎の境界を確認する．確認は一般には容易であるが，もし難しいときはあらかじめ上半腎所属尿管を切断し，周囲から剥離して腎茎部の下を注意深く通して頭側に引き抜くとわかりやすい．
(6) 上半腎支配血管を結紮・切断する．腎上極への迷走血管があれば処理する．

図 7-11 半腎尿管摘除術

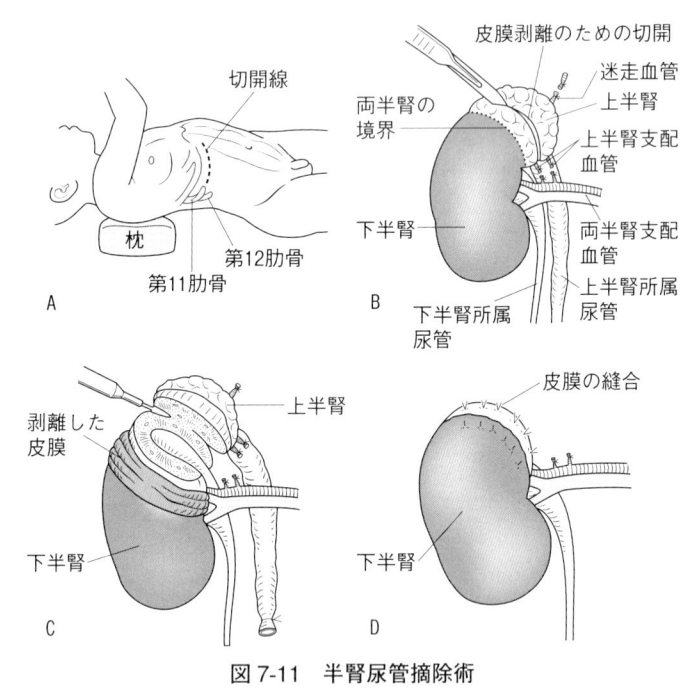

本文も参照のこと.
A：anterior subcostal incision で腎に到達する.
B：上半腎支配血管を切断後,腎被膜剥離のための切開を加える.
C：腎被膜剥離後,上半腎尿管を摘除する.下部尿管は別に下腹部切開で摘除する.
D：下半腎断面の止血後,腎被膜を縫合する.
〔寺島和光,佐野克行,土屋ふとし,他：腎摘除術および半腎摘除術.臨床泌尿器科 52：17-21, 1998 より引用,改変〕

(7) 上半腎全体と下半腎の一部の被膜を腎実質からはがす.しかし異形成腎では被膜剥離は不可能なことが多い.
(8) 両半腎境界を電気メスで切開し,上半腎を摘除し,切断面を止血して被膜で被う.被膜がない場合は上半腎を一部を残して楔形に切断し,この両側を寄せて縫合する.

(9) 上半腎尿管を下半腎尿管から剥離する．この際，後者の血流障害をきたさないように慎重に行い，できるだけ下方まで剥離した後，この創を閉じる．
(10) 下腹部に小さい Gibson incision を置き，腹膜を避けて尿管下部を剥離する．
(11) 下部は2本の尿管が common sheath に包まれているため，両者の分離が難しい．さらに異所開口尿管の下端の剥離は，尿道括約筋を損傷するおそれもある．このため，common sheath 内の尿管は分離せず，姉妹尿管に密着した箇所はそのままにして残りの尿管壁を切除する．切除端の尿管腔は transfixing suture にて閉鎖する．

Ⅲ．尿 管 瘤

1．病 態

(1) 尿管瘤（ureterocele）とは，尿管下端が膀胱内で囊状に拡張した状態である．
(2) 本症は二つに分類される．①単純性尿管瘤（膀胱内尿管瘤）（simple ureterocele）は尿管瘤が膀胱内に限局しているもので，瘤は大きくなく，ほとんどは単一尿管にみられる．小児には少ない．②異所性尿管瘤（ectopic ureterocele）は尿管瘤の下縁が膀胱頸部や尿道におよんでいるもので，瘤は大きく，ほとんどは重複尿管に合併している．所属腎の低形成や異形成を伴うことが多い．小児に多い．
(3) 本症は瘤を伴わない重複尿管とは異なり，対側の上部尿路にも影響をおよぼすことがある．

2．症 状

(1) 発熱（UTI），腹痛，腹満などのほか，瘤が尿道内に伸展すると排尿困難や尿線中絶もみられる．
(2) 女子では瘤が尿道口から脱出することがある．
(3) 周産期に US で発見される症例が少なくない．
(4) 単純性尿管瘤は無症状に経過することが多い．

3. 検査と診断

(1) 原因不明の排尿障害，女児の尿道口腫瘤は本症を疑う．そのほかに本症特有の症状はない．

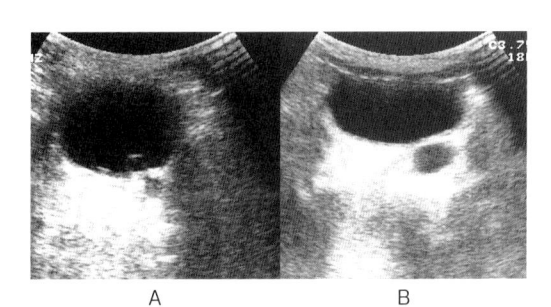

図 7-12 尿管瘤の US 像

膀胱底部に囊胞様の陰影があり（A），これに接して膀胱後部に拡張した尿管を認める（A, B）．

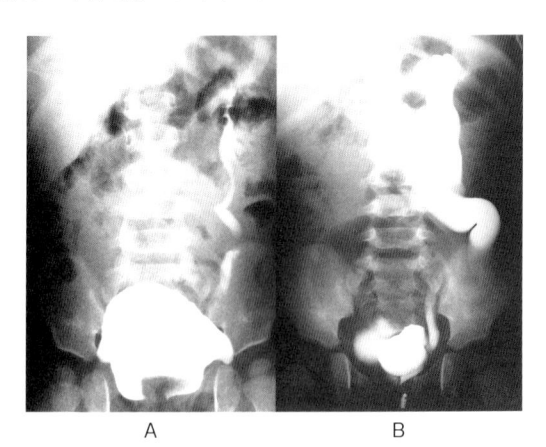

図 7-13 重複尿管と異所性尿管瘤

A：IVPにて左（下半）腎盂・尿管は外側に変位し，膀胱内に大きい尿管瘤を認める．
B：術中の造影検査にて拡張した上半腎盂尿管と尿管瘤を認めた．

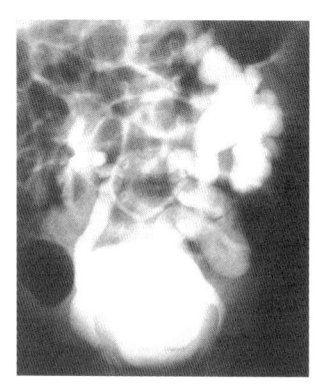

図 7-14 両側の単純性尿管瘤
IVP にて膀胱内にいわゆる cobra-head 様の陰影を認める.

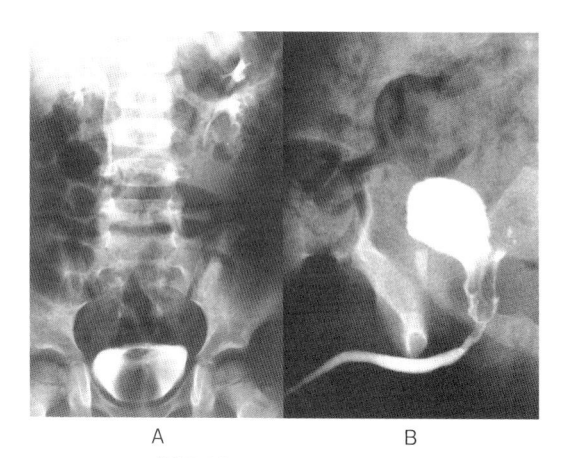

図 7-15 cecoureterocele
A：IVP にて左重複腎盂と大きい尿管瘤を認める.
B：VCUG にて尿管瘤は後部尿道を占拠している. 本例では瘤の開口部は膀胱頸部付近にあり, 遠位部が盲端となって尿道内に伸展する, いわゆる cecoureterocele であることが手術にて判明した.

(2) US や IVP では，重複尿管の異所開口例の所見に加えて膀胱内に円形の瘤を認める（図 7-12, 13）．単純性尿管瘤ではいわゆる cobra-head 様の所見が特徴的である（図 7-14）．
(3) VCUG では，瘤の尿道内への伸展状態，同側姉妹尿管および対側尿管の VUR の有無を知る（図 7-15）．
(4) 内視鏡検査では，瘤の広がり（特に内側縁と下縁）を調べるが，これは手術時に行えばよい．
(5) CT スキャンや MRI はルーチンに行う必要はないが，腎シンチグラフィを行えば同時に所属腎機能も知ることができる（図 7-16）．

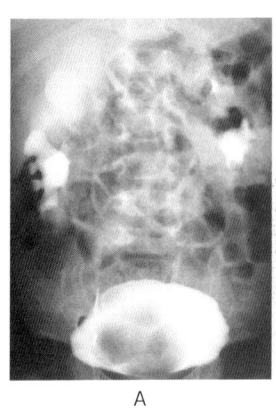

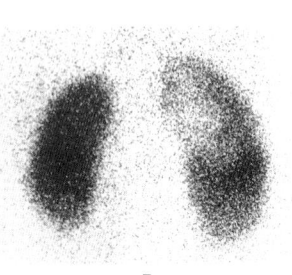

図 7-16 重複尿管と腎シンチグラム

A：IVP にて両側重複腎盂尿管．右上半腎の拡張および尿管瘤を認める．
B：^{99m}Tc-DMSA 腎シンチグラムにて右上半腎機能はかなり保たれているので，これを温存して尿管瘤を摘除する手術が行われた．このようにシンチグラムはすぐれた腎機能評価法であり，治療方針決定にはきわめて有用である．しかし腎機能があっても尿管が著明に拡張して蠕動が欠損しているような症例では，腎温存手術は腎盂腎盂吻合術などの術式に限られる．そのような手術ができないときは，半腎摘除術を行わざるをえないことある．

（寺島和光 著：小児科医のための小児科泌尿器疾患マニュアル．診断と治療社，2002 より引用，改変）

4. 治　療

● 治療方針

A. 単純性尿管瘤
(1) 尿管拡張を伴わない症例は，経過観察としてよい．
(2) 尿管拡張を伴う症例に対しては，経尿道的瘤切開術（TUI）を行う（**図 7-17**）．術後に VUR が発生しても，UTI がないかぎり放置する（成長とともに自然消失する可能性あり）．
(3) UTI を伴う VUR に対しては，瘤摘除＋尿管膀胱新吻合術を行う．

B. 異所性尿管瘤
(1) 本症の病態は多彩であるため，画一的な治療方法を決定するのは難しく，症例毎に検討すべきであるが，一般には次のような方針でのぞむ．
(2) 新生児・乳児例は，まず瘤の TUI を行って上部尿路の減圧（decompression）をはかるが，これのみで完了する症例は少ない．術後に VUR が発生したり，高度の尿路拡張が残存

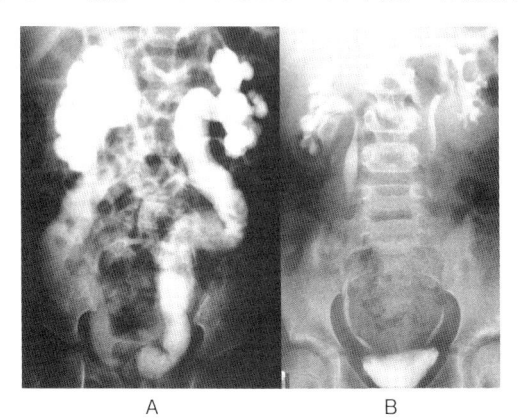

図 7-17　尿管瘤に対する TUI
A：術前の IVP にて両側の上部尿路拡張と単純性尿管瘤を認める．
B：TUI 後の IVP にて尿路拡張は改善している．本例では VUR も発生していない．

する症例は尿路再建術を行う．ただし2回目の手術はただちには行わず，1，2年間は経過を観察してからとする．
(3) 尿路再建術は上述の「重複尿管異所開口」の治療方針に準じて行う．つまり，上半腎機能の有無と尿管の拡張・蠕動状況で決定する．
(4) 上半腎尿管摘除術を行う場合は，原則として同時に尿管瘤を摘除し，同側姉妹尿管の新吻合術を行う．ただし次のような症例は，尿管を亜全摘して瘤を放置するという選択肢もある．
  ① 瘤があまり大きくなくて，姉妹尿管や対側尿管にVURがない症例
  ② 尿管摘除術の際に，姉妹尿管下部の血流障害をきたした可能性がある症例
(5) 幼児期以後に発見された症例に対しては，TUIは行わずに最初から尿路再建術を選択してもよい．この場合，尿管瘤を放置する術式では，術後に姉妹尿管に新しくVURが発生することがある．

経尿道的尿管瘤切開術
(1) 単純性尿管瘤に対しては，瘤の内側下方に小さい横切開を加える．
(2) 異所性尿管瘤に対しても同様の切開を加えるが，瘤の遠位側が尿道にまで伸展しているときは，さらにこの箇所に縦切開を加えて排尿障害の発生を防止する．

尿管瘤摘除術および尿管膀胱新吻合術
(1) 膀胱を開き，尿管瘤頂部を切開する．瘤内にゾンデを挿入して，瘤の広がり，特に対側尿管口や尿道との関係を調べる．
(2) 瘤のunroofingを行う．尿道内に深く伸展していて切除できない部分は，縦切開しておく．これらの操作により，瘤は膀胱に接した後壁以外がほぼ切除されたことになる．
(3) 2本の尿管をまとめて膀胱壁から剥離する．
(4) 瘤の後壁を切除する．切除箇所の膀胱筋層は薄いので，周囲の厚い層を寄せて補強する．

(5) 上半腎尿管を摘除した場合は，下半腎所属尿管だけを Cohen 法に準じて膀胱に新吻合する．摘除しなかった場合は，2本の尿管をまとめて新吻合するが，太い尿管は形成して細くしておく．

　異所性尿管瘤の手術は難しい．特に年少児で，尿道内に伸展した部分を完全に切除しようとすると，尿道損傷の危険を伴う．やむをえず瘤の一部を取り残すことがあるが，これが弁状に作用して排尿障害をきたすようなことがないかぎり，問題をおこすことは少ない．もし将来問題がおこれば，そのときに再手術することもできるので，ともかく最初の手術はきわめて慎重に，やや保守的に行うのがよい．
　膀胱内の瘤の手術についても，後壁の切除は難しいために，unroofing だけにとどめる方法（marsupialization 法）もある．この場合は後壁を膀胱粘膜の一部とみなして利用し，粘膜下トンネルもここに作製する．

参考文献

1) Keating MA：Ureteral duplication anomalies：ectopic ureters and ureteroceles. In：Clinical Pediatric Urology, 5th ed., edited by Docimo SG, Canning DA, Khoury AE, pp593-647, informa, London, 2007.
2) 寺島和光，増子洋，大内秀紀：異所性尿管開口．腎と透析 54：467-472, 2003.
3) 川村猛：異所性尿管瘤の臨床 – 治療体系化への試み –．日本小児泌尿器会誌 4：3-20, 1997.

8 膀胱尿管逆流

1. 概　念

(1) 膀胱尿管逆流（vesicoureteral reflux：VUR）とは，膀胱内の尿が病的に尿管に逆流する現象をいう．しかしほとんどの症例では逆流は腎盂・腎杯，さらには腎実質にまでおよんでいるので，むしろ膀胱腎逆流というべき現象である．
(2) 本症は患者数が多く，しばしば腎機能障害を伴い，熱性けいれんや敗血症などの合併症をおこすことが少なくないため，特に重要な尿路疾患の一つである．
(3) 長期的には高血圧の原因になったり，慢性腎臓病（CKD）やさらには腎不全にまで発展することがある．

2. 原発性 VUR と続発性 VUR

● 原発性 VUR

(1) 原発性 VUR は，尿管膀胱移行部（ureterovesical junction：UVJ）の先天的な解剖学的異常によるものであり，単に VUR といえばこれを意味する．
(2) 正常では尿管は膀胱筋層を斜めに貫通し（斜走性），さらに膀胱粘膜下を走行して三角部に開口する．膀胱内に尿がたまって内圧が上昇すると，膀胱壁は伸展して斜走性がさらに増し，壁内尿管が圧迫され，弁状作用が働いて尿の逆流が防止される．
(3) VUR 患者では尿管の斜走性が少なく，粘膜下尿管が短いために逆流が発生する．また尿管口はしばしば頭外側に変位する（図 8-1）．

● 続発性 VUR

(1) 続発性 VUR は，神経因性膀胱や後部尿道弁などの基礎疾患に続発しておこるものであり，排尿障害による膀胱の変形や高い膀胱内圧などが VUR をひきおこす．
(2) 明らかな基礎疾患は認めないが，頻尿，分割排尿，切迫性尿

膀胱尿管逆流

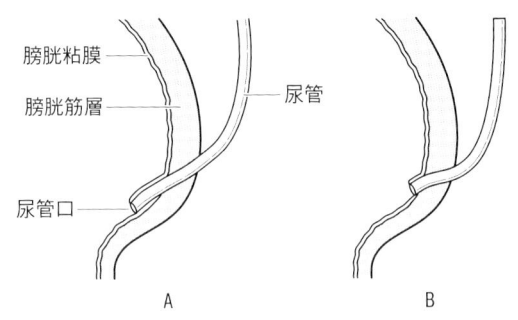

図 8-1　尿管膀胱移行部の構造

A：正常の尿管膀胱移行部では，尿管は膀胱筋層を斜めに貫通し（斜走性），さらに膀胱粘膜の下を約1cm走行してから膀胱三角部に開口する．尿がたまって膀胱内圧が上昇すると，膀胱壁は進展して斜走性がさらに増し，壁内尿管（筋層＋粘膜下の尿管）が圧迫され，一種の弁状作用が働いて尿の逆流が防止される．

B：VUR患者では尿管は筋層をほぼ直角に貫通し，粘膜下尿管が短いので逆流が発生する．逆流防止術では，粘膜下尿管を長くすることにより，Aに近い構造を作る．

　　失禁などの機能障害性排尿（dysfunctional voiding）を伴うVURがある．膀胱機能検査では過活動性，排尿筋括約筋協調不全，高い膀胱内圧，残尿発生などがみられる．
(3) 膀胱容量が極端に大きくて高度のVURを伴うものは特にmegaureter-megacystis syndromeと呼ばれる．

3. 病　態

● 疫学

(1) VURは幼少児の約1%に発生する．
(2) 小児の尿路感染症（urinary tract infection：UTI）の症例の30～60%にVURが発見されるが，年齢が小さいほどVURの割合（発見率）が高い．
(3) 1歳以下のVURは男児の方が多く，特に高度の逆流の大多数は男児である．これは，高圧排尿や過活動膀胱などの逆流発生につながる排尿異常が圧倒的に男児に多いからであると

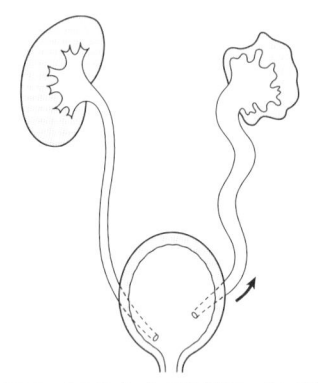

図 8-2　VUR による腎瘢痕（左側）

逆流圧により，尿管・腎盂・腎杯が拡張する一方，UTI などによる炎症反応が作用して腎瘢痕が形成され，実質は薄くなる．瘢痕は特に上極と下極におこりやすい．

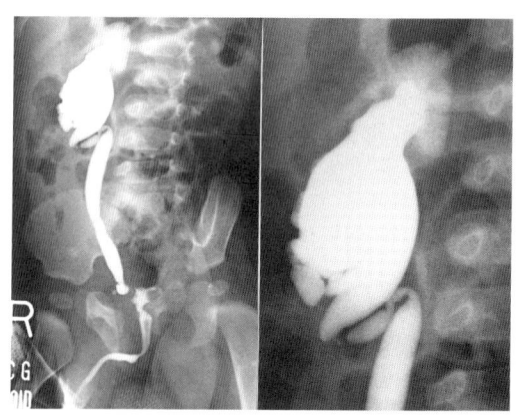

図 8-3　VUR による腎内逆流（intrarenal reflux）

VCUG にて右 VUR があり，同時に腎上極の実質（集合管）が造影されている（腎内逆流）．腎内逆流は 4 歳以下（特に乳児）におこりやすく，腎の上極または下極に好発し，腎瘢痕形成の重大な要因の一つである．

されている.
(4) 1歳以後のVURは女子の方が多くなり,全年齢を通しても女子が男子よりも多い.
(5) 両側性VURの方が片側性VURよりも多い.
(6) 家族内発生の頻度は高く,同胞における発生率は10%以上である.

逆流性腎症

(1) VURによる腎実質障害を逆流性腎症（reflux nephropathy : RN）という.
(2) VURでは逆流圧による尿管・腎盂・腎杯の拡張と尿流障害,腎実質内への尿の逆流（腎内逆流）,Tamm-Horsfall蛋白の細胞外溢流,UTI（腎盂腎炎）などが複合的に作用してRNをおこす.このうちUTIがRNの最も大きい危険因子である（図8-2, 3, 4）.
(3) 新生児期に発見されるRN（先天性逆流性腎症と呼ばれる）はUTIが関与していないので,通常のRNとは発生機転が異なるとされている.
(4) RNでは腎実質の瘢痕（scar）と腎機能低下があり,しばしば蛋白尿,高血圧を合併する.
(5) 腎瘢痕はVUR症例の3～5割にみられ,腎の両極に多い（特に上極）.低年齢ほど,VURのgradeが高いほど,UTIの再発が多いほど瘢痕が発生しやすい.乳児における頻度は幼児よりも数倍高い.
(6) 瘢痕の診断は静脈性腎盂造影（IVP）よりも^{99m}Tc-DMSAによる腎シンチグラフィの方が確実である.さらにシンチでは同時に分腎機能も知ることができる（図8-5, 6）.
(7) いったん発生した瘢痕は進展することがあっても,軽減することはまれである.

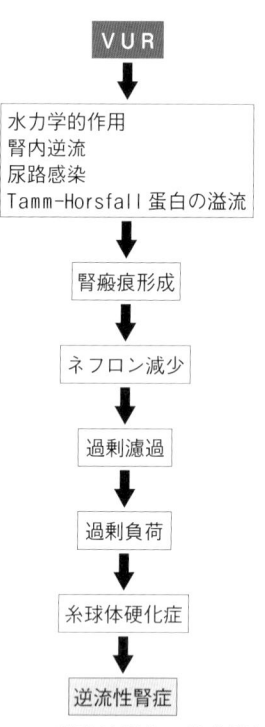

```
        ┌─────────────┐
        │     VUR     │
        └──────┬──────┘
               ▼
  ┌──────────────────────────┐
  │ 水力学的作用              │
  │ 腎内逆流                  │
  │ 尿路感染                  │
  │ Tamm-Horsfall 蛋白の溢流  │
  └──────────┬───────────────┘
             ▼
       ┌──────────┐
       │ 腎瘢痕形成 │
       └─────┬────┘
             ▼
       ┌──────────┐
       │ ネフロン減少 │
       └─────┬────┘
             ▼
       ┌──────────┐
       │  過剰濾過  │
       └─────┬────┘
             ▼
       ┌──────────┐
       │  過剰負荷  │
       └─────┬────┘
             ▼
       ┌──────────┐
       │ 糸球体硬化症 │
       └─────┬────┘
             ▼
       ┌──────────┐
       │  逆流性腎症 │
       └──────────┘
```

図 8-4 逆流性腎症の発生機転

VUR は逆流圧による水力学的作用で腎盂・腎杯を拡張させる一方,UTI,腎内逆流,尿細管細胞内に存在する Tamm-Horsfall 蛋白の細胞外溢流による自己免疫反応などがおそらく複合的に作用して腎瘢痕を形成する.瘢痕部のネフロンは破壊されるので,残存ネフロンが腎機能維持のため過剰濾過(hyperfiltration)の状態になり,さらに進むと過剰負荷(overload)から糸球体硬化症に陥り,逆流性腎症(RN)が発生する.腎瘢痕と RN は VUR を評価する上での最も重要なキーワードである.RN が高度でも思春期前は腎機能がまだある程度保たれているが,思春期後には急速に悪化して腎不全に陥ることもまれではない.

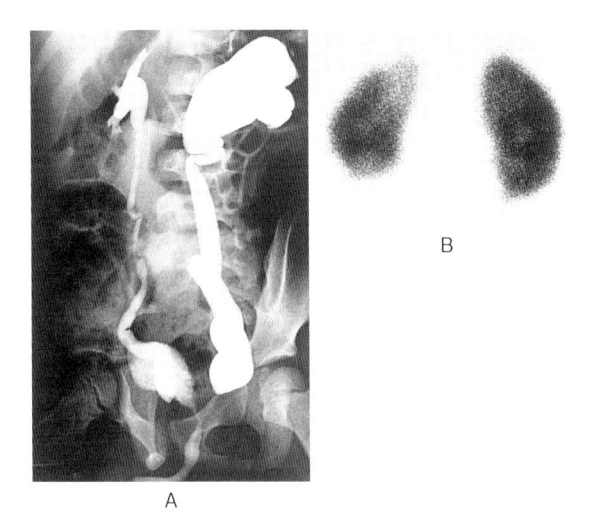

図 8-5 腎シンチグラムによる腎瘢痕と腎機能の評価

A：VCUGにて左Ⅴ度，右Ⅲ度のVURを認める．
B：^{99m}Tc-DMSA腎シンチグラフィを行うと，腎瘢痕の有無と分腎機能を同時に知ることができる．本症例では左腎は小さく，主に上極に瘢痕が存在し，DMSA摂取率は低下している．右腎は瘢痕がなく，摂取率も正常範囲内である．

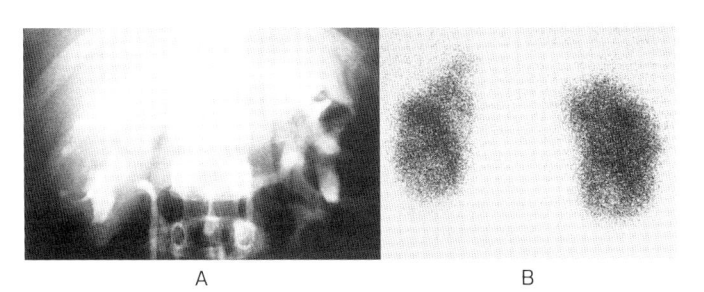

図 8-6 高度の腎瘢痕症例

A：両側Ⅴ度のVURで，IVPにて両腎杯の変形と腎実質の菲薄化あり．
B：腎シンチグラムにて両腎は小さく，広範囲の腎瘢痕が存在し（特に左側），RI摂取率も著明に低下し，逆流性腎症の状態を呈する．

4. 症状と診断

● VURの症状
(1) 新生児・乳児の症状は発熱，食欲不振，不機嫌，不活発，嘔吐，下痢，尿混濁などである．
(2) 幼児以後はこのほかに膀胱炎症状（排尿痛，頻尿，尿失禁）やさまざまな部位の腹痛などが加わる．
(3) 全年齢を通して最も多い症状はUTI（腎盂腎炎）による発熱であり，敗血症に発展することもある．
(4) 高度のVURでまったく無症状のこともある．
(5) 慢性のUTIをおこすことはきわめてまれなので，無症状時の尿検査では一般に異常を認めない．

● VURの診断と評価
(1) 上述の症状がある場合のほかに，次のような小児もVURを疑う．
　① UTI，特に腎盂腎炎の既往がある．
　② 尿検査で偶然膿尿が発見されたことがある．
　③ 家族にVURの患者がいる．
　④ 原因不明の腎萎縮がある．
　⑤ 腎の超音波検査（US）実施中に，排尿時に腎盂が明らかに拡張する．
　⑥ 出生前にみられた水腎症が，出生後には消失している（特に男児）．
(2) 水腎症（腎盂尿管移行部閉塞），多嚢腎，単腎症などの疾患もしばしばVURを合併する．
(3) 確定診断は排尿時膀胱尿道造影（voiding cystourethrography：VCUG）による．排尿時にのみVURが発生する症例がある（**図8-7**）．また膀胱容量はしばしば平均よりも大きい．
(4) VURが二次的に上部尿路通過障害をきたすことがある．
(5) 一般的な腎機能検査（BUN，血清クレアチニンなど）では正常範囲内のことが多い．しかし本症では糸球体障害よりも尿細管障害が先に現れるので，尿細管機能の指標である尿中

膀胱尿管逆流　93

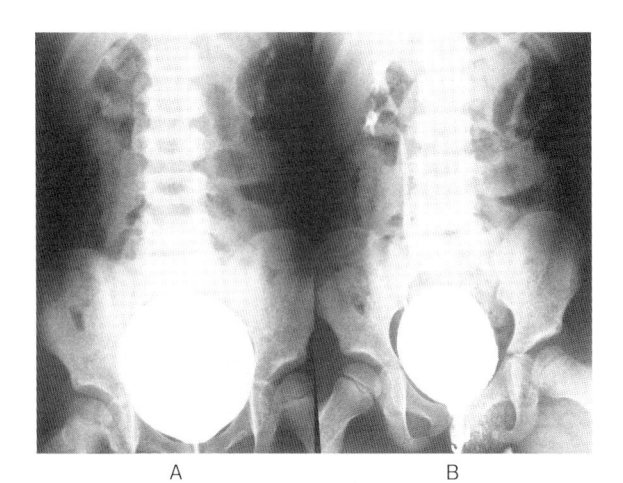

図 8-7　排尿時にのみ発生する VUR
A：通常の膀胱造影では VUR を認めない．
B：排尿時（VCUG）にはじめて VUR が発生する．
VCUG は VUR の確実な診断に不可欠なだけでなく，同時に尿道病変や残尿の有無を知ることができるので，その意義は大きい．

　　a_1-マイクログロブリンが早期から高値を示しやすい．
(6) VUR の評価には VCUG のほかに US，腎シンチが必要であるが，膀胱鏡検査は原則として必要ではない．機能障害性排尿合併例に対しては尿流動態検査を行う．

● VUR の grade 分類

(1) VUR の grade は 5 段階に分類される（図 8-8, 9）．
(2) grade 別の症例数の割合は年齢・性によってかなり異なるが，概ね I 度 5 〜 15%，II 度 30 〜 50%，III 度 20 〜 40%，IV 度 5 〜 15%，V 度 2 〜 5% である．
(3) grade が高くなるほど，VUR の消失率は低くなる．
(4) grade と RN の程度は必ずしも相関しない．

図 8-8　VUR の grade 分類（シェーマ）

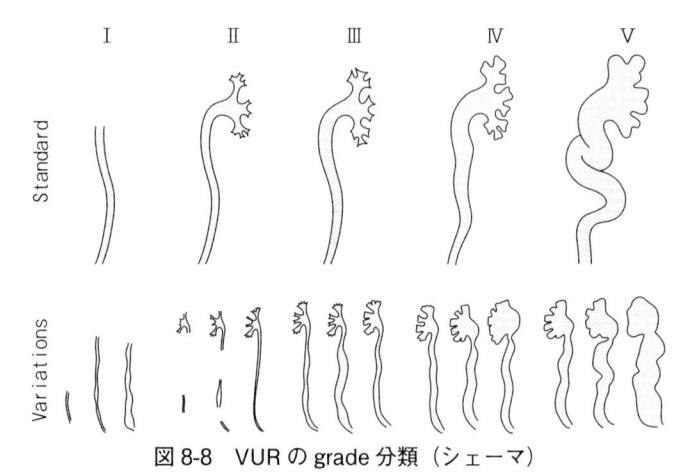

膀胱造影による VUR の grade は I 度から V 度に分類されるが，III 度と IV 度が区別しにくいことがある．図の上段は標準的な形態，下段は variation である．

　I 度：逆流は尿管に限局する．
　II 度：逆流は腎盂・腎杯にまでおよぶが，拡張はない．
　III 度：尿管・腎盂・腎杯は軽度に拡張する．
　IV 度：腎盂・腎杯は中等度に拡張し，尿管は中等度の拡張と軽度の蛇行がある．
　V 度：腎盂・腎杯は高度に拡張し，尿管は高度の拡張・蛇行・屈曲がある．

(Walker RD：Vesicoureteral reflux. In：Pediatric Urology, edited by Retik AB and Cukier J. pp154-165, Williams & Wilkins, Baltimore, 1987 より引用)

5. 治　療

● 保存療法と VUR 消失率

(1) まず全症例に保存療法を行う．これには抗菌薬投与，頻回排尿，二段排尿，便秘予防，真性包茎の治療などがあり，機能障害性排尿例に対しては，抗コリン薬なども使用する．保存療法は UTI の予防が主な目的であるが，機能障害性排尿例などにおいては保存療法そのものが VUR の"自然"消失に

I	II	III
IV	V	

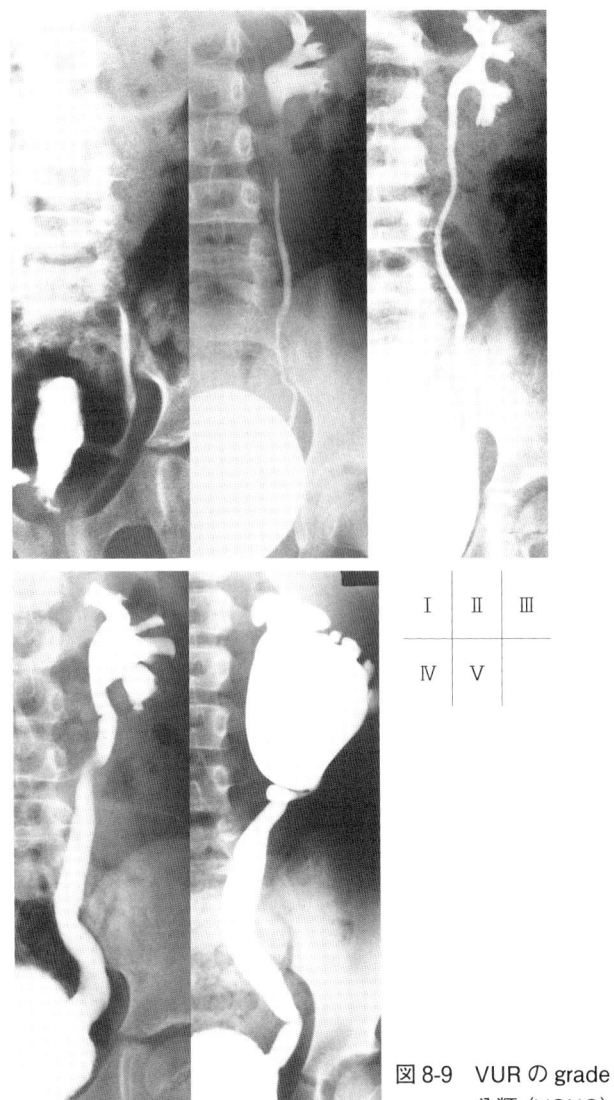

図 8-9 VUR の grade 分類（VCUG）

寄与していると考えられる．
(2) 抗菌薬は ST 合剤やセフェム系抗菌薬を少量（常用量の 1/5 〜 1/3）投与する（ST 合剤は新生児・低出生体重児には禁忌）．
(3) 投薬期間は確立されていないが，年齢，grade，有熱性 UTI の有無，膀胱機能などを考慮して決める．一般に VUR が軽度なら 6 ヵ月以内，高度ならそれ以上とする方針でよいと思われる．年長児の軽度症例では投薬をしないという選択肢もある．
(4) 保存療法中は VCUG，腎の US，腎機能検査，腎シンチグラフィを定期的に行う．VCUG は，高度例は 6 〜 12 カ月毎に，軽度例は 1 〜 2 年毎に繰り返す．
(5) 症例全体の 1/3 〜 1/2 は最終的には VUR が自然消失する．
(6) 自然消失は VUR 発見から数年以内におこることが多い．低年齢ほど，軽度例ほど，また片側 VUR の方が両側例よりも消失しやすい．
(7) grade 別の消失率は，概ね I 〜 II 度 60 〜 90％，III 度 40 〜 60％，IV 度 10 〜 30％，V 度 0 〜 10％である．
(8) 新生児の高度 VUR（ほとんどが男児症例）は例外的に消失率が高い（30 〜 40％）．
(9) 10 歳を過ぎると消失率が低下し，思春期以後はほとんど期

VUR の評価において，^{99m}Tc-DMSA 腎シンチグラフィの役割は大きい．VUR は VCUG による grade 分類がもちろん基本であり，自然治癒率と grade はよく相関するが，腎シンチの結果とは必ずしも一致しない．このため，高度の VUR でも腎瘢痕がほとんどなくて腎機能も良好な症例や，この逆の症例がある．このような症例の治療方針は grade だけでなく，腎シンチの結果も併せて決定すべきであり，ときには後者を優先することもある．有熱性の UTI 患者にまず腎シンチを行い，異常がある症例のみに VCUG を行うという診断手順（いわゆる top-down approach）もある．これによって一定数の患者は侵襲の大きい VCUG を受けずにすむ．

待できない.

● 手術適応

手術適応は grade, 腎瘢痕, 腎機能, UTI, 年齢など多くの要因を考慮して決定するが, 一般には次の症例のいずれかが適応になる.
(1) grade がV度の症例（ただし生後6カ月までは原則として保存療法）
(2) grade がIV度で, 1年以上の保存療法で改善または消失のない症例
(3) grade がIII度またはII度で, 腎瘢痕が広範囲の症例
(4) grade に関係なく, 保存療法の経過中に次のうちの一つでもおこった症例
  ① 腎瘢痕が新しく発生したか, またはすでに存在している瘢痕が進展した症例
  ② 腎機能が低下した症例
  ③ UTI を繰り返した症例
  ④ grade が悪化した症例
  ⑤ 思春期を過ぎた症例

● 手術療法（逆流防止術）

A. 尿管膀胱新吻合術（粘膜下トンネル法）

(1) 主な術式には膀胱内のみの操作法の Politano-Leadbetter 法と Cohen 法, 膀胱外操作法の Lich-Grégoir 変法があり, いずれも膀胱粘膜下の尿管を長くすることによって逆流防止機構を作る. 手術成功率は 95% 以上である.
(2) 高度例に対して一期的に逆流防止術を行わずに, まず一時的尿路変向術を選択する方法は, 神経因性膀胱合併例など特別な症例にかぎられる.

1. Politano-Leadbetter 法（P-L 法）（図 8-10）

(1) Pfannenstiel 切開にて膀胱に到達し, これを開く. 尿管内にステントを挿入し, 尿管口に支持糸をかけ, 尿管を膀胱から剥離する. 剥離が膀胱外に達したら腹膜を避け, さらに男子では精管の損傷に注意する.

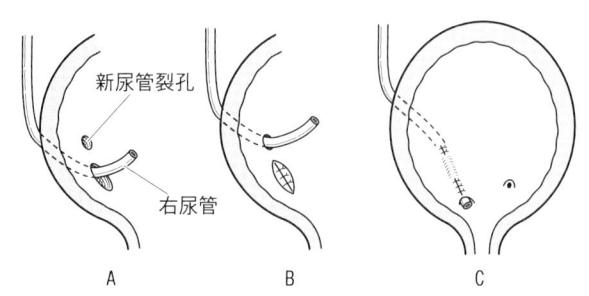

図 8-10 Politano-Leadbetter 法による逆流防止術
A：尿管下部を 5〜7cm 剥離し，尿管口より 2cm 頭外側に新尿管裂孔を作る．
B：新裂孔に尿管を引き込み，旧裂孔の筋層を閉じる．
C：2.5〜4.0cm の粘膜下トンネルを作り，この中に尿管を通す．新尿管口は旧尿管口よりも膀胱頸部に近づく．

(2) 尿管が 5〜7cm 剥離されたら，新しい尿管裂孔（hiatus）を旧裂孔の約 2cm 頭外側に作る．このためには膀胱底に接している腹膜を上方に圧排しておき，ここに強弯鉗子を挿入して，外側から内側に向かって膀胱壁を貫通させ，尿管をこの新裂孔から膀胱内に引き込む．

(3) 旧裂孔の筋層を閉じた後，ここと新裂孔との間に粘膜下トンネルを作製するが，もしトンネルの長さが不十分な場合は，さらに膀胱頸部に向かって約 1cm のトンネルを追加する（トンネル長は尿管直径の 5 倍が原則であるが，一般に 2.5〜4.0cm である）．

(4) 尿管をトンネル内に通し，新尿管口を形成するが，尿管口にかけた糸の 1 本は膀胱筋層にもかけておく．

(5) 術後の尿管ステント留置は原則として不要である．

(6) 本術式は乳児症例でも技術的に難しくないが，思春期以後の症例は尿管が剥離しにくい．膀胱内操作だけでは不十分なときは，膀胱外からの尿管剥離を加える．この操作でもまだ尿管が短いときは，膀胱を腸腰筋へ吊り上げる psoas-bladder hitch 法を併用する．

膀胱尿管逆流　99

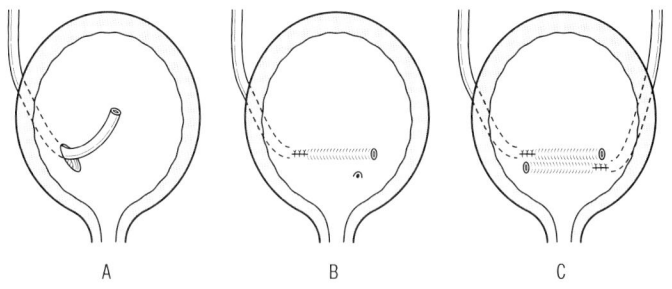

図 8-11　Cohen 法による逆流防止術
A：尿管剥離は 4 〜 6cm 行う．
B：粘膜下トンネルはほぼ真横か，やや上向きに作る．
C：両側の場合は，もう一つのトンネルをすぐ下に平行に作る．

(7) 重複腎盂尿管に合併した症例は，1 本だけに VUR があっても 2 本まとめて剥離し，二連銃のような形で吻合する．

2. Cohen 法（図 8-11）

(1) 尿管剥離は 4 〜 6cm 行い，粘膜下トンネルはほぼ真横か，やや上向きに作製する．両側を行う場合は，もう一つのトンネルはすぐ下に平行して作製する．
(2) 尿管をトンネルに通す前に裂孔筋層を縫縮するが，尿管を締め付けないように注意する（ただし緩すぎると術後に膀胱憩室が発生する）．
(3) 尿管が非常に太い症例（逆流性巨大尿管）では同時に尿管縫縮も行うが，その場合は本法の方が P-L 法よりも合併症のおそれが少ない．
(4) 本法は世界中で最も多く行われている術式であるが，術後に尿管カテーテリゼーションや尿管鏡検査を施行するのが難しくなる．

3. Lich-Grégoir 変法（detrusorrhaphy）（図 8-12）

(1) 膀胱外から UVJ に到達し，この周囲を剥離し，ここから上下に筋層のみを 2 〜 3cm ずつ切開する．
(2) 尿管下端に支持糸をかけ，これを切開した筋層下縁に寄せることにより，尿管口を下方に移動させる．

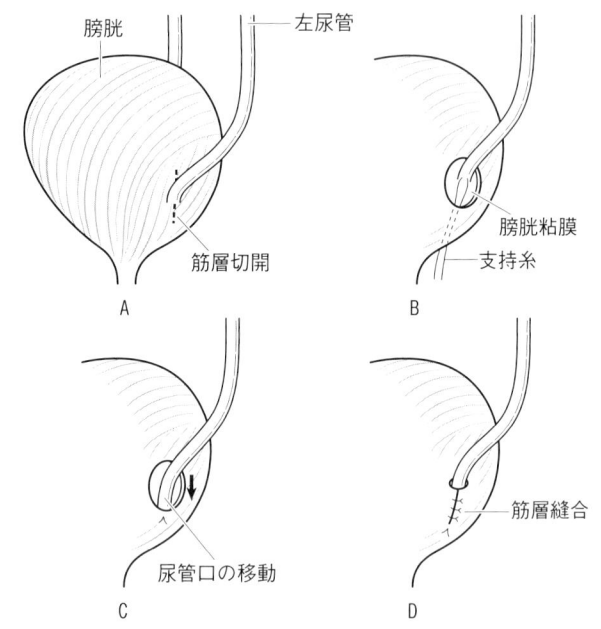

図 8-12　Lich-Grégoir 変法による逆流防止術

A：膀胱外からUVJに到達し，筋層のみを上下に2～3cmずつ切開する．
B，C：尿管下端に支持糸をかけ，これを切開した筋層下縁に寄せることにより，尿管口を下方に移動させる．
D：筋層を縫合して中に尿管を埋没させれば，粘膜下トンネルができる．

(3) 筋層を縫合して中に尿管を埋没させれば，粘膜下トンネルができる．
(4) 本法では膀胱を開かないので，術後の膀胱刺激症状や血尿が少なく，入院期間の短縮にもつながる．しかし一過性の排尿障害（残尿や尿閉）が数日，ときに数週間続くことがあり，特に両側例と年少児例ではおこりやすい．

B．内視鏡下手術（図 8-13）

(1) 尿管口にゲル状の膨隆形成剤であるデフラックス®を注入し，内腔を狭くすることによって逆流を防止する方法である．

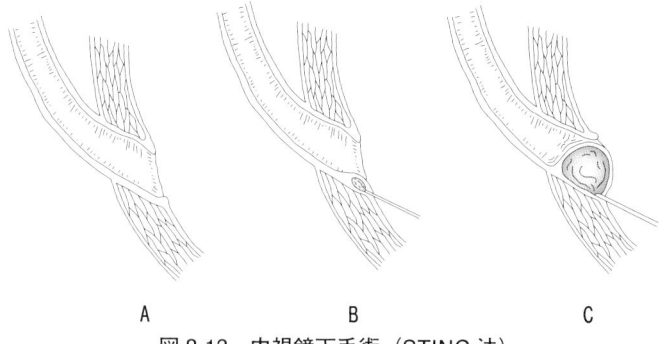

A　　　　　　　**B**　　　　　　　**C**
図 8-13　内視鏡下手術（STING 法）

A：VUR 患者の尿管膀胱移行部の形態．
B：内視鏡下に尿管口の 6 時の位置から針を刺入し，デフラックスを注入する．
C：デフラックス注入完了時の形態．STING 法の他に HIT 法がある．
（宮北英司：VUR に対する内視鏡的注入療法．Urology View 7：117-122，2009 より引用）

(2) 成功率は 70% 以上であるが，再発もある．低侵襲手術のために，手術療法の第 1 選択とされることが多い．

C. 腹腔鏡下手術

腹腔鏡下に Lich-Grégoir 法や Cohen 法を行う術式，気膀胱下に Cohen 法や P-L 法を行う術式などがあり，手術成績は開放手術のそれとほとんど変わらない．

6. 予　後

(1) VUR が手術によってあるいは自然に消失しても，長期間のフォローアップが欠かせない．
(2) VUR が消失しても，UTI の発生を完全に防止することはできない．また腎機能が回復しても軽度であり，まったく回復しないこともあり，むしろ思春期後に悪化することさえある．特に両側に広範な腎瘢痕があるような症例は将来腎不全に陥る可能性があるので，長期間にわたって腎機能，蛋白尿，血圧などを十分に監視する必要がある（末期腎不全症例の 5 〜

15%はVURに起因している).
(3) 本症では膀胱容量が正常よりも大きいことが多いので,術後も常に排尿回数を守らせることが大切である(少なくとも1日5回).

参考文献

1) Peters CA, Skoog SJ, Arant BS et al：Summary of the AUA guideline on management of primary vesicoureteral reflux in children. J Urol 184：1134-1144, 2010.
2) Khoury AE, Bägli DJ：Reflux and megaureter. In：Campbell-Walsh Urology, 9th ed., edited by Wein AJ, Kavoussi LR, Novick AC et al, pp3423-3481, Saunders, Philadelphia, 2007.
3) Puri P, Pirker M, Mohanan N et al：Subureteral dextranomer/hyaluronic acid injection as first-line treatment in the management of high grade vesicoureteral reflux. J Urol 176：1856-1860, 2006.
4) Smellie JM, Barratt TM, Chantler C et al：Medical versus surgical treatment in children with severe bilateral vesicoureteric reflux and bilateral nephropathy：a randomised trial. Lancet 357：1329-1333, 2001.
5) Greenfield SP, Wan J：The diagnosis and medical management of primary vesicoureteral reflux. In：Pediatric Urology, edited by Gearhart JP, Rink RC, Mouriquand PDE, pp382-410, WB Saunders, Philadelphia, 2001.
6) 柿崎秀宏,飴田要,杉浦忍,他：機能的排尿障害.臨泌 54：927-933, 2000.
7) 坂井清英,近田龍一郎,太田章三,他：腎機能障害をきたしたVUR症例の検討.日小泌尿会誌 8：167-177, 1999.

9 膀胱・尿道の先天異常

(1) 膀胱，尿道の先天異常（広義）には膀胱尿管逆流（VUR），膀胱憩室，尿膜管異常，膀胱外反（症），尿道上裂，総排泄腔外反（症），後部尿道弁，前部尿道弁，尿道憩室，先天性尿道狭窄，前立腺小室嚢胞，重複尿道，巨大尿道などがある．
(2) 特に重要な疾患はVUR，後部尿道弁，前部尿道弁，尿道憩室である．VURは8章に記載した．

I．膀胱憩室

(1) 小児の膀胱憩室（bladder diverticulum）は神経因性膀胱や尿道弁に起因する後天性のものもあるが，大多数は先天性であり，一般に単発性である．
(2) Menkes症候群，Ehlers-Danlos症候群，プルンベリー症候群などの先天奇形症候群に合併することがあり，これらでは多発性のことが多い（図9-1）．
(3) 尿管口の近傍にある傍尿管憩室（Hutch憩室）はVURを合併しやすい．
(4) 憩室が小さいときは無症状であるが，増大すると膀胱炎症状，腎盂腎炎（VUR合併例），排尿困難，二段排尿などの症状が出現する．
(5) 排尿時膀胱尿道造影（VCUG）は側面像と排尿終了時の所見が役に立つ．
(6) 先天性の憩室は経過とともに増大することはあっても縮小することはないので，大きくて有症状のものは外科的療法（開放手術や内視鏡下手術）が必要である．

II．尿膜管異常

(1) 尿膜管の異常には，①尿膜管開存（patent urachus），②尿膜管嚢胞（urachal cyst），③尿膜管洞（urachal sinus），④尿膜管性膀胱憩室（vesicourachal diverticulum）の4タイ

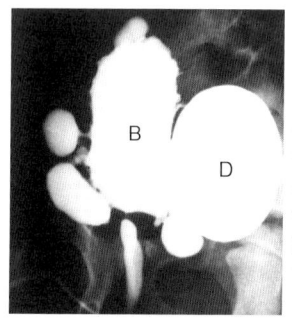

図 9-1 膀胱憩室

VCUG にて多発性の膀胱憩室を認める．左側の憩室は特に大きい．Menkes 症候群（kinky-hair disease）の症例であるが，本症は特徴的な捻れ毛のほかに痙攣，低体温などを伴う先天性銅代謝異常であり，膀胱憩室の合併が多いことでも知られている．
(B：膀胱，D：憩室)

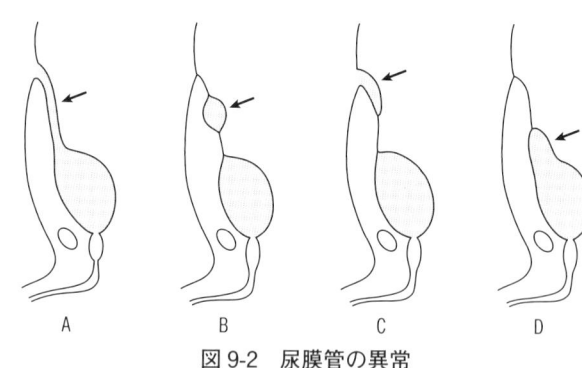

図 9-2 尿膜管の異常

A：尿膜管開存．臍部より尿が漏出する．
B：尿膜管囊胞．囊胞の感染がおこると，下腹部痛や発熱がある．
C：尿膜管洞．感染がおこると，臍部の疼痛や膿汁分泌がある．
D：尿膜管性膀胱憩室．無症状のことが多い．プルンベリー症候群に合併しやすい．

プがあるが，これらを厳密に区別できない症例や，尿膜管開存が経過とともにほかのタイプに移行するような症例がある（図 9-2）．
(2) 症状は臍部からの尿や分泌物の漏出，感染による腹痛や発熱，下腹部正中の腫瘤などである（図 9-3, 4）．
(3) 診断は膀胱造影，臍部からの瘻孔造影，超音波検査による．
(4) 尿膜管開存は自然に閉鎖することがあるので，経過観察が可

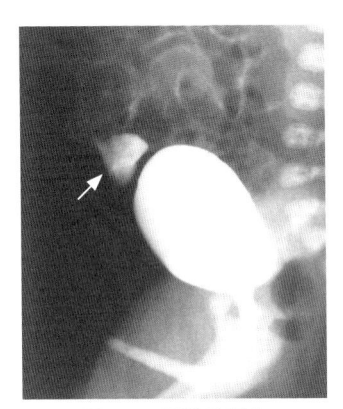

図 9-3　尿膜管開存
臍部からの尿漏出を認めた乳児．VCUGにて尿膜管の一部（矢印）が囊胞状に拡張している．

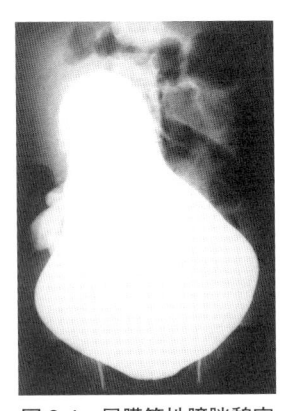

図 9-4　尿膜管性膀胱憩室
プルンベリー症候群の膀胱造影．膀胱そのものも巨大で，右VURを伴っている．

能である．尿膜管摘除術は感染をおこした症例が対象になる．

Ⅲ. 膀胱外反，尿道上裂，総排泄腔外反

(1) 膀胱外反，尿道上裂，総排泄腔外反は胎生期の総排泄腔膜（**第12章「性分化異常」の図 12-1 参照**）の異常に起因する一連の疾患群（bladder exstrophy-epispadias-cloacal exstrophy complex）である．欧米での報告例は多いが日本では少なく，本症の発生率に人種差があるようである．男女差では，男子例の方が数倍多い．

(2) 胎生3週に総排泄腔膜は両側の間葉組織および生殖結節と境を接している．正常の発生では，胎生4週になると総排泄腔膜は後退するので，両側から間葉組織が正中方向に伸びて臍より下方の前腹壁を形成し，左右の生殖結節が融合して尿道を形成する．ほぼ同時期に尿直腸中隔は総排泄腔を尿生殖洞と直腸に分割する．もし総排泄腔膜が後退せずに残存すると，間葉組織が伸びないために下腹壁が欠損し，生殖結節が融合

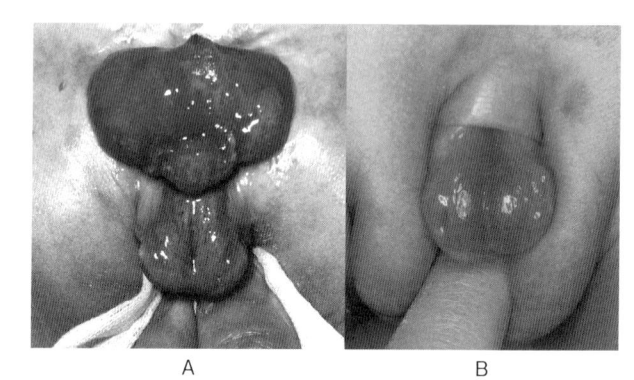

図 9-5 膀胱外反と尿道上裂
A：典型的な膀胱外反．尿道上裂を伴う．
B：尿道上裂．本例は陰茎恥骨型であり，尿失禁を伴う．

しないために尿道溝が形成されない．9週頃に総排泄腔膜は破れて消失するので膀胱後壁が露出して膀胱外反および尿道上裂となるが，破れる部位とタイミングによって外反のタイプが異なる．もし総排泄腔膜の下部が破れると尿道上裂のみとなり，中央部が破れると典型的な膀胱外反となり，尿生殖洞と直腸が分割する前に破れると総排泄腔外反が発生するとされている．

(3) 完全型膀胱外反では下腹壁が欠損して膀胱粘膜が露出し，尿道も開いて尿道上裂を呈する（図 9-5-A）．一般に上部尿路と精巣は正常である．恥骨結合離開を常に伴う．不完全型では主に膀胱上部の粘膜だけが外反する．

(4) 膀胱外反のない尿道上裂は，上裂の程度によって亀頭型，陰茎型，陰茎恥骨型に分けられ，前二者では尿失禁を伴わない（図 9-5-B）．

(5) 総排泄腔外反では回盲部腸管も正中で外反するために，外反膀胱，陰茎・陰核が左右に分割される．臍帯ヘルニアを伴うことが多く，またしばしば脊髄髄膜瘤などの脊椎異常もみられる（図 9-6）．

(6) 膀胱外反の手術（膀胱閉鎖術，primary bladder closure）は

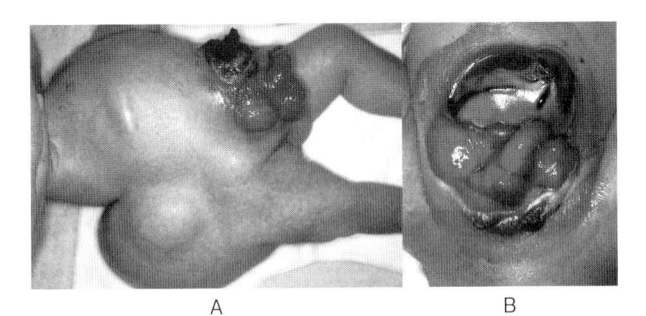

図 9-6 総排泄腔外反

A：総排泄腔外反に脊髄髄膜瘤を伴った症例．両者の合併は多い．
B：外反膀胱は左右に分割され，中央に回盲部腸管が外反し，回腸が象鼻様に脱出（prolpase）している．頭側に臍帯ヘルニアが存在する（高率に合併）．

新生児期，理想的には生後 48 時間以内に行うようにする．生後 72 時間以内の手術であれば，通常は腹壁閉鎖時の減張を目的とした腸骨骨切り術（iliac osteotomy）を同時に行わなくてもよいとされている．尿道上裂の手術は膀胱閉鎖術と同時に，または 6 カ月〜1 年後に単独に行う．さらに数年後に尿失禁に対する手術（膀胱頸部再建術）と逆流防止術を行う．

　小児泌尿器科領域の手術のうち，患者数が多くて難しいもののトップはなんといっても尿道下裂の手術である．しかしまれな疾患も含めた場合は，膀胱外反の手術がやはり最も難しい（総排泄腔外反の手術は外科医が行うことが多い）．しかも手術は生後すぐに行わなければならないので，同様の手術経験の有無，麻酔や術後管理の面などからみても実施できる医療施設は多くはない．膀胱外反のようにきわめてまれで，しかも早期手術が必要な患児は，小児病院などの専門施設で集中して治療にあたるのが望ましい．

(7) 総排泄腔外反の手術は膀胱外反よりもさらに複雑で難しい．髄膜瘤などの合併異常の有無も治療方針に影響する．もし膀胱再建術の適応があり，実施可能と判断されたら，やはり生後48時間以内に行うのが望ましい．社会的性は原則として女性が選択される．

Ⅳ．後部尿道弁

1．病　態

(1) 男子の後部尿道には中腎管由来の精丘ヒダ（粘膜）があり，正常の発達過程では退化するために痕跡的にしか認められない．ヒダの退化が不完全であると薄い膜様構造として尿道内腔に突出し，排尿障害をひきおこす．これが後部尿道弁（posterior urethral valve）であり，先天性下部尿路通過障害の中では最も多い疾患である．
(2) 後部尿道弁は形態上Ⅰ，Ⅲ，Ⅳ型に分類されるが，ほとんどの症例はⅠ型であり，弁は精丘遠位部から左右に広がり，原則として尿道全周に及んでいる（**図9-7**）．
(3) 弁の形状の程度はさまざまであり，尿道内腔に著明に突出する高度のものから，正常の精丘ヒダと区別がつきにくい軽度

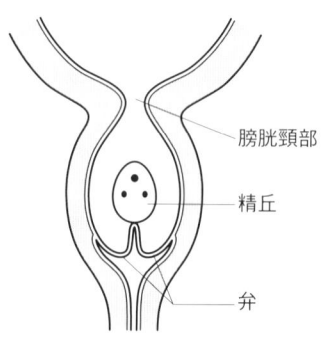

図9-7　後部尿道弁（Ⅰ型）
後部尿道弁はⅠ，Ⅲ，Ⅳ型に分類されるが，ほとんどがⅠ型である．精丘遠位部から左右に粘膜様に広がったヒダが弁である．

のもの（いわゆる minivalve）まで存在する．
(4) したがって弁による尿道閉塞の程度も幅が大きいのが特徴である．閉塞が高度の場合は強い排尿障害がおこるので，膀胱内圧は上昇し，膀胱壁には肥厚と肉柱形成が生じ，二次的に VUR や尿管下端狭窄がひきおこされ，腎障害をきたす．膀胱機能も障害され，尿失禁や残尿がみられる．閉塞が軽度であれば，膀胱や上部尿路の障害は少ない．

2．症状と診断

(1) 出生前診断で本症が疑われる症例が増えてきた．超音波検査所見としては水腎水尿管症，膀胱拡大，膀胱壁肥厚，後部尿道の拡張，残尿などである．高度例では羊水過少もある．
(2) 出生後の症状は年齢や症例によってさまざまである．新生児・乳児期は発熱（腎盂腎炎），種々の消化器症状，尿線不良，下腹部膨隆などであるが，幼児以後は尿失禁（夜尿症，昼間遺尿症）が主症状であり，排尿困難や尿線不良はあまり目立たない．軽度例では夜尿症が唯一の症状のこともある．
(3) 診断は VCUG による．高度例では後部尿道は著明に拡張し，前部尿道は細く見える．膀胱頸部はくびれ，膀胱は肉柱形成や憩室があり，VUR や水腎水尿管症が合併する．軽度例では後部尿道がわずかに拡張する程度で，膀胱や上部尿路も正常のことが多い（**図 9-8, 9, 10**）．確定診断は内視鏡検査による．
(4) 内視鏡検査では，精丘から遠位部に向かって左右に広がる粘膜様のヒダ（弁）を認める．膀胱を圧迫して排尿させながら観察すると，弁がいっそう広がってみえる（**図 9-11**）．しかし minivalve では所見に乏しく，レゼクトスコープの電極が粘膜ヒダにようやくひっかかることではじめて診断される．

3．治　療

(1) まず経尿道的弁切除術（valve ablation）を行う．細径のレゼクトスコープを用いれば，新生児でも切除術は一般に可能である．

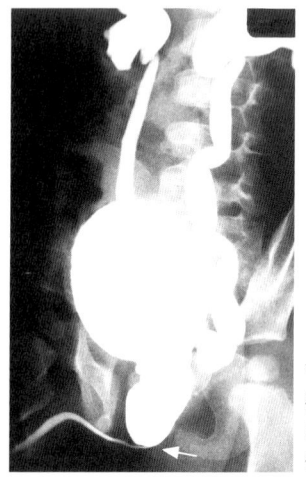

図9-8 VURを合併した後部尿道弁
VCUGにて後部尿道は延長して著明に拡張し,前部尿道は細く造影される.弁は描出されない(矢印は弁の位置).両側に高度VURを合併している.

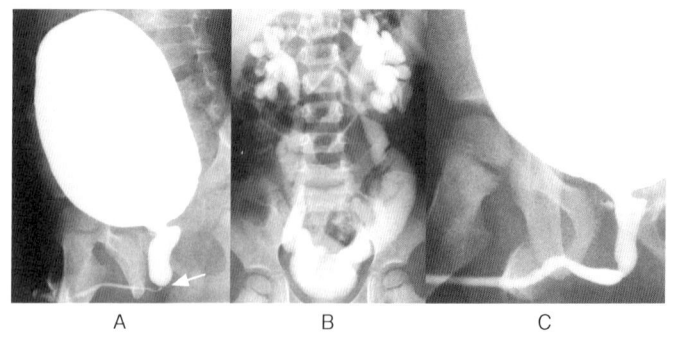

図9-9 尿管下端狭窄を合併した後部尿道弁
A:VCUGにて典型的な後部尿道弁の所見を認める.VURはない.矢印は弁の位置.
B:IVPにて両側尿管下端狭窄による水腎水尿管症を認める.
C:経尿道的弁切開術後のVCUG.尿道の通過障害は消失したが,上部尿路は改善しないため,両側尿管膀胱新吻合術が行われた.

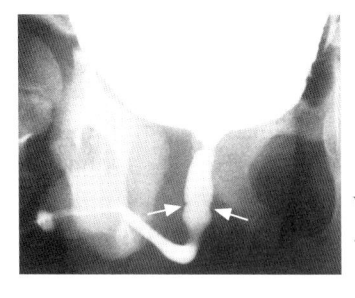

図 9-10 軽度の後部尿道弁
VCUG にて後部尿道の拡張はほとんどないが，弁の存在が陰性所見として認められる（矢印）．

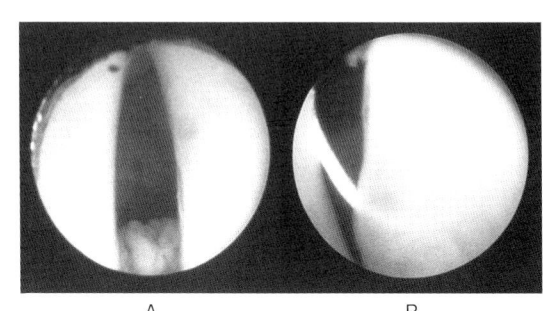

図 9-11 後部尿道弁の内視鏡所見
A：後部尿道に膜様組織（弁）が左右から突出している．
B：弁は非常に薄く，ループ電極が透見できる．

(2) 未熟児などのために内視鏡が挿入できないときは，一時的尿路変向術を行い，成長を待つ．
(3) 尿路変向術は弁切除術の待機症例だけでなく，術後も膀胱や上部尿路の二次的変化（水腎水尿管症など）が強い症例も適応となる．これには膀胱瘻術，尿管皮膚瘻術，腎瘻術などがあり，尿路の状態によって術式を選択する（**図 9-12**）．

● 経尿道的弁切除術
(1) 尿道に容易に挿入できるサイズのレゼクトスコープを選ぶ．
(2) 4～5時と7～8時の位置で弁をフック，ボールまたはループ電極を用いて切開ないし切除する．最初から広範囲の切除

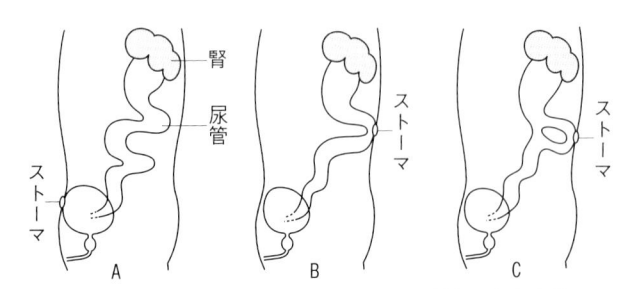

図 9-12　後部尿道弁症例における一時的尿路変向術

後部尿道弁による上部尿路変化に対しては膀胱瘻術（A），loop ureterostomy（B），ring ureterostomy（C）などの尿路変向術があり，尿路の状態によって術式を選択する．

をめざすと尿道狭窄の原因になるので，1回の手術で完ぺきな結果を期待しなくてよい．
(3) 新生児に対しては cold knife（フック）による切開術の方が安全に行える．

● 膀胱瘻術（vesicostomy）
(1) 未熟児などのため弁切除がすぐに行えない症例や，弁切除後も高度の通過障害が残る症例が適応となる．
(2) 膀胱や上部尿路の変化が高度な症例は本法の適応とならない．特に尿管下端狭窄例は上部尿路のドレナージが期待できないので禁忌である．
(3) 術式は膀胱頂部を下腹部に開口させる Blocksom 法がよい．

● 尿管皮膚瘻術
(1) 著明な上部尿路拡張に尿管の蛇行を伴う症例，特に尿管蠕動が不良なものが適応となる．
(2) 尿管下端狭窄例が本法のよい適応であるが，高度 VUR 例に対しても行われる．
(3) 弁切除術待機中の症例だけでなく，切除後も上部尿路拡張が改善せずに，尿路感染症が持続したり，腎障害が進行するお

それのある症例も適応となる．
(4) 術式には loop ureterostomy と ring ureterostomy がある（図9-12）．
(5) loop ureterostomy は手技は簡単であるが，両側に行った場合は膀胱の廃用性萎縮をきたすおそれがある．また尿管整復（undiversion）がやや面倒である．
(6) ring ureterosotomy は手技はやや複雑であるが，術後も尿が膀胱にたまるので廃用性萎縮をきたさないし，undiversion も簡単である．

経皮的腎瘻術
(1) 尿管の蛇行・延長がないために尿管皮膚瘻術が行えない症例が適応となる．
(2) 短期間の尿路変向に適している．

4. 合併症の治療

膀胱障害（valve bladder）
(1) 本症による膀胱障害を valve bladder と呼ぶが，これは腎障害と並ぶ重大な合併症である．
(2) 症状は尿失禁，頻尿，尿意切迫感，残尿などであり，ウロダイナミックス上は低コンプライアンス膀胱，排尿筋過活動などを示す．
(3) 弁切除後に膀胱機能が成長と共に改善する可能性があるが，尿失禁は治りにくい．
(4) 尿失禁や尿意切迫感に対しては抗コリン薬（ポラキス®，バップフォー®，デトルシトール®など）を投与する．
(5) 残尿に対しては間欠導尿を行う．

VUR
(1) VUR は高率に発生し，片側 VUR と両側 VUR が全症例の 1/3 ずつを占める．
(2) VUR は弁切除後に改善ないし消失する可能性があるので，高度の VUR でも保存療法を第一選択とする．

(3) 難治性尿路感染症の原因になったり，腎機能が悪化する症例は逆流防止術や一時的尿路変向術を考える．
(4) 逆流防止術を行うときは，あらかじめ膀胱機能や膀胱壁の性状を十分に把握しておく．術式はCohen法を第一選択とするが，手術成績は原発性VURのものよりも悪い．

● 尿管下端狭窄
(1) 尿管下端狭窄もVURと同様に成長に伴う改善が期待できるが，保存療法中はVUR以上に腎機能を厳重に監視する必要がある．
(2) 術式はCohen法がよいが，尿管径が10mm以上の水尿管は一般に尿管縫縮術も同時に行う．

● 腎障害
(1) 高度な尿道弁症例では，胎児期にすでに腎異形成という形で腎障害が生じている．
(2) 出生後はVUR，尿管狭窄，高圧排尿，尿路感染症などが腎障害の原因となる．
(3) 治療は，できるだけ原因となる異常を除くように努めるが，すでに腎に不可逆的な変化が生じている場合は難しく，対症療法を行うしかない．
(4) 1歳で血清クレアチニン値が1.0mg/dL以上ある症例は予後が不良であり，将来末期腎不全に移行するおそれがある．

5. 予　後

(1) 軽度の症例は弁切除だけで完治する．
(2) 高度例は，膀胱機能だけでなく，腎機能や尿管機能の障害が持続することがあり，さらには腎不全に陥る可能性もあるので，長期間の監視が欠かせない．
(3) 少なくとも思春期過ぎまではフォローアップすべきである．

V. 前部尿道弁，前部尿道憩室

(1) 前部尿道弁（anterior urethral valve）も先天性疾患であるが，後部尿道弁とは成因が異なる．
(2) 尿流障害のために弁より近位の尿道が二次的に拡張するので，前部尿道憩室（anterior urethral diverticulum）との鑑別が難しく，両者を区別しない報告もある．

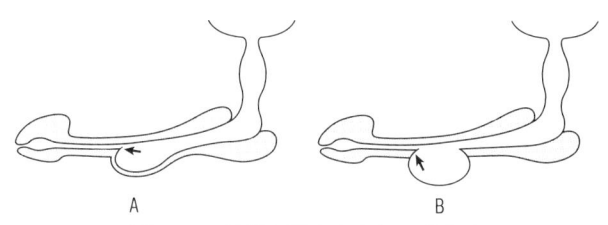

図 9-13 前部尿道弁と前部尿道憩室

A：前部尿道弁（矢印）．弁による尿流障害のために尿道が拡張するが，尿道海綿体は存在する．
B：前部尿道憩室では海綿体が欠損する．憩室が尿流障害をきたさないこともあるが，本図のように排尿時に憩室がふくらんで遠位部尿道を圧迫すると（矢印），尿流障害をひきおこす．

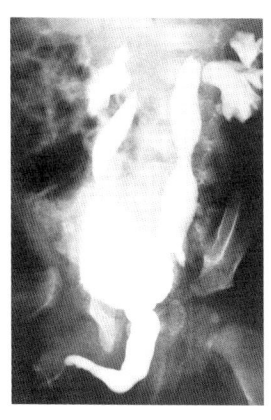

図 9-14 前部尿道弁
VCUG にて弁より近位の尿道が拡張し，両側 VUR を合併している．

(3) 尿道弁は拡張部に尿道海綿体が存在するが，尿道憩室ではこれが欠損している（**図 9-13, 14, 15**）．このため，一般に弁よりも憩室の方が尿道拡張の程度が強い．
(4) 憩室では排尿時に内腔がさらに拡張して遠位尿道を圧迫するために尿流障害がおこる．
(5) 両者の症状は排尿困難，尿線不良，尿失禁，排尿時の尿道膨隆などである（**図 9-16**）．高度の尿流障害例では VUR や水腎水尿管症などを合併することがあるので，発熱，排尿痛，

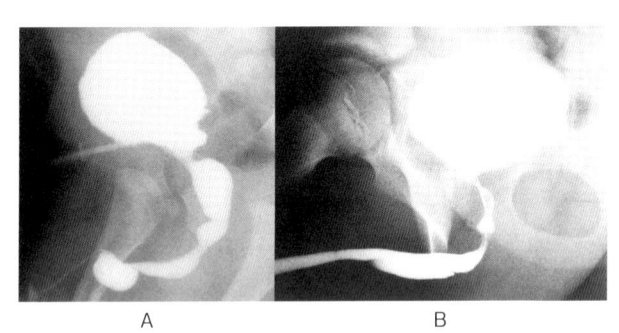

図 9-15　前部尿道憩室（2 症例）
A：VCUG にて大きい前部尿道憩室と強い尿流障害を認める．
B：この症例では憩室が紡錘形で，尿流障害は認めない．

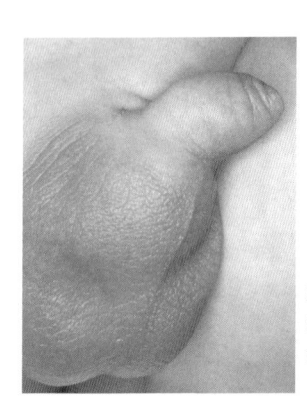

図 9-16　前部尿道憩室
憩室が大きいため，排尿中と排尿直後には陰茎根部から陰嚢上部にかけて膨隆を認める．ここを圧すと尿道口から尿が漏出する．

血尿なども出現する.
(6) 治療は, 弁に対しては経尿道的弁切除術を行う. 憩室に対しては尿流障害の原因である遠位部 (distal lip) を切除するが, 憩室が大きいときは開放手術によって憩室切除術を行い, 尿道を再建する.

VI. 先天性尿道狭窄

(1) 男子の外尿道括約筋部よりやや遠位の球部尿道にみられる先天性狭窄は, リング狭窄あるいは Cobb's collar とよばれる. 女子の場合は同様の狭窄が外尿道口よりわずか近位に存在し, 遠位尿道狭窄 (distal urethral stenosis) とも呼ばれるが, 成因は (解剖学的に) 男子と同じである (**図 9-17, 18**).
(2) 狭窄部より近位の尿道は女子では著明に拡張するが, 男子での拡張は軽度かほとんどないことが多い.
(3) 症状は尿失禁, 血尿などであるが, 一般に軽度である. VUR を合併すれば発熱がある.
(4) 治療は男子では狭窄部を経尿道的に cold knife で切開し, 女子ではブジーによる尿道拡張を行う.

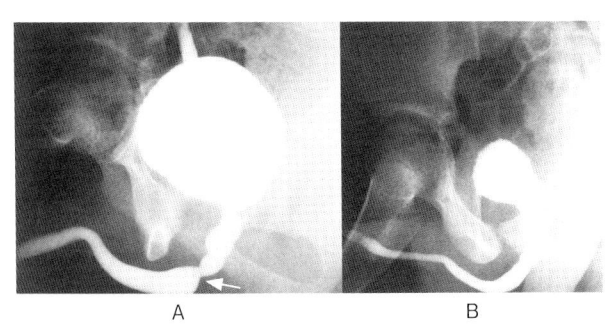

図 9-17 先天性尿道狭窄 (男子)
A：VCUG にて球部尿道に狭窄 (矢印) を認める. 近位尿道の拡張はないが, 右 VUR を合併している.
B：経尿道的狭窄切開術後の VCUG.

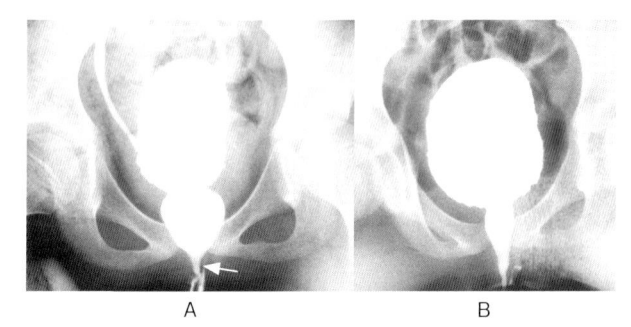

図 9-18 先天性遠位尿道狭窄（女子）

A：VCUG にて尿道遠位部の狭窄（distal urethral stenosis，矢印）があり，近位尿道の著明な拡張と VUR を認める．本症は後天性の尿道口狭窄ではない．

B：ブジーによる狭窄部拡張後の VCUG．

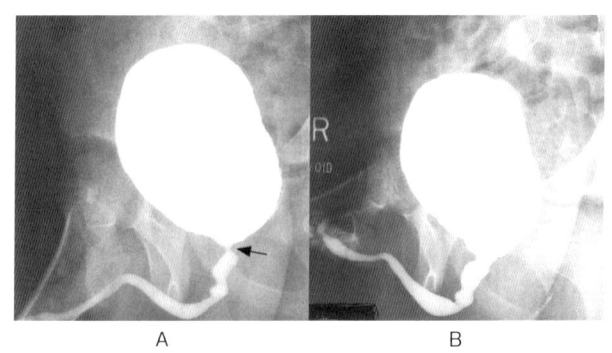

図 9-19 膀胱頸部狭窄

A：尿失禁を訴えた 7 歳男子の VCUG．先天性の膀胱頸部狭窄（矢印）と思われる．

B：経尿道的膀胱頸部切除術後の VCUG．尿失禁は消失した．

(5) まれに膀胱頸部のレベルでの先天性狭窄がみられることがある（図 9-19）．

VII. 前立腺小室嚢胞（ミュラー管嚢胞）

(1) 胎生期の男子ミュラー管の遺残の一つである前立腺小室 (prostatic utricle) が憩室状に拡張することがある．これを前立腺小室嚢胞 (prostatic utricle cyst)，ミュラー管嚢胞 (müllerian duct cyst) あるいは男性腟 (male vagina) と呼ぶ．
(2) 前立腺小室嚢胞は高度の尿道下裂，性分化異常，鎖肛などの症例にみられることが多いが，明らかな基礎疾患がないこともある．
(3) 嚢胞のサイズはさまざまであり，長径が1cm位の小さいものから，上縁が膀胱頸部を越えるような大きいものまである．開口部は一般に後部尿道か尿生殖隔膜部である（図9-20）．
(4) 本症は尿路感染症，精巣上体炎，嚢胞内結石形成などを契機に発見されるが，無症状に経過する症例も多い．
(5) 有症状例は原則として治療を行う．サイズが小さいものは内視鏡下に尿道開口部を切開する方法もあるが，一般には嚢胞切除術を行う．嚢胞への到達は，膀胱三角部を縦切開する方法と膀胱後部からの方法がある．

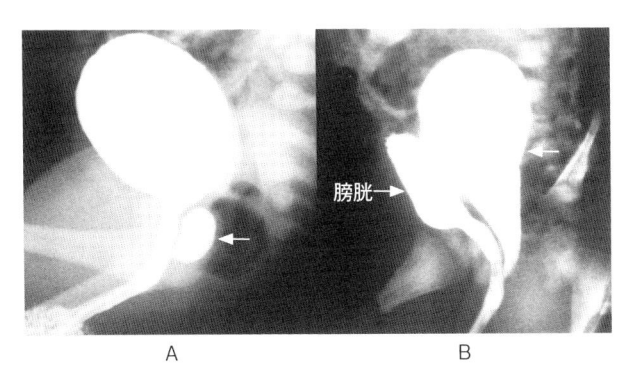

図 9-20 前立腺小室嚢胞（2 症例）
前立腺小室嚢胞は A のように小さいサイズのもの（矢印）が多いが，B のように巨大なもの（矢印）もあり，切除術が必要である．

> 「ミュラー管嚢胞」は,「ミュラー管遺残症候群(persistent müllerian duct syndrome)」と区別しなくてはならない. 後者はいわゆる hernia uteri inguinalis のことであり, 正常表現型男性において鼠径ヘルニアや停留精巣の手術時にミュラー管由来の子宮や卵管が偶然発見される疾患である.

Ⅷ. 重複尿道

(1) 重複尿道には種々のタイプがあり, いずれもまれな異常であるが, 最も多いものは副尿道 (accessory urethra) である (図 9-21).
(2) 副尿道では陰茎背面に小さい開口部があり, 近位は主尿道や膀胱につながらずに盲端に終わっているので, 長い瘻孔のようにみえる (図 9-22).
(3) 無症状のことが多いが, 炎症による副尿道分泌や周囲の発赤で発見されることがある.
(4) 炎症を繰り返すときにのみ治療 (副尿道切除術) を行う.

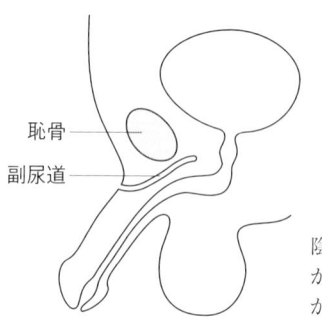

図 9-21　重複尿道 (副尿道)
陰茎背面から膀胱に向かって重複尿道が存在するが, 副尿道では膀胱につながらずに盲端に終わる.

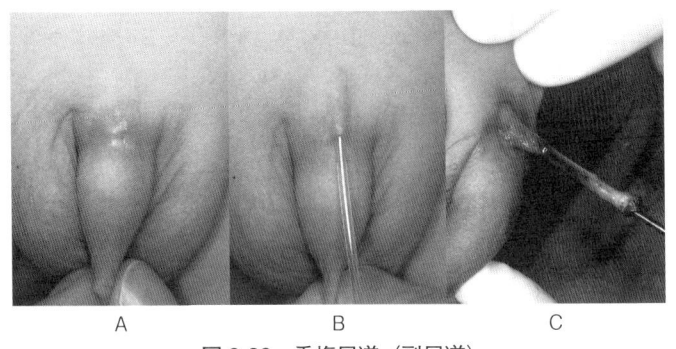

図 9-22　重複尿道（副尿道）

A：陰茎根部背面に小孔を認める．周囲に炎症所見がある．
B：小孔よりカテーテルを挿入して造影すると，副尿道は盲端に終わる．
C：手術時の所見（副尿道内に色素を注入して剝離した）．

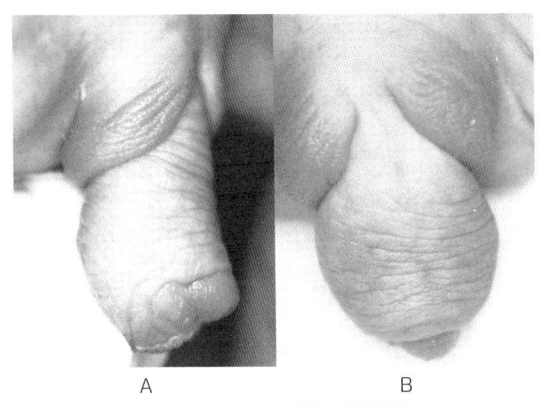

図 9-23　巨大尿道（紡錘型）

陰茎は大きく見えるが，海綿体がすべて欠損して尿道が極端に拡張したためであり，ぶよぶよときわめて柔らかい．

Ⅸ. 巨大尿道

（1）巨大尿道（megalourethra）は海綿体の欠損のために振子部尿道が極端に拡張する異常であり，紡錘型（fusiform type）と舟状型（scaphoid type）の2タイプがある．紡錘型では尿道海綿体だけでなく陰茎海綿体も欠損するので，陰茎は皮膚と粘膜だけの状態となり，大きくぶよぶよしている（**図9-23**）．本症患児は他臓器の重大な先天異常があるために，生命予後がきわめて不良である．

（2）舟状型では欠損は尿道海綿体だけであり，予後も良好なので，尿道憩室摘除術に準じた手術を行う．

参考文献

1) Baker LA, Grady RW：Exstrophy and epispadias. In：Clinical Pediatric Urology, 5th ed., edited by Docimo SG, Canning DA, Khoury AE, pp999-1045, informa, London, 2007.
2) Casale AJ：Posterior urethral valves and other urethral anomalies. Campbell-Walsh Urology, 9th ed., edited by Wein AJ, Kavoussi LR, Novick AC et al, pp3583-3603, Saunders, Philadelphia, 2007.
3) Paulhac P, Fourcade L, Lesaux N et al：Anterior urethral valves and diverticula. Brit J Urol 92：506-509, 2003.
4) Huang CC, Wu WH, Chai CY st al：Congenital prepubic sinus：a variant of dorsal urethral duplication suggested by immunohistochemical analysis. J Urol 166：1876-1879, 2001.
5) 森義則：後部尿道弁，そのほかの尿道先天異常．新図説泌尿器科学講座5，吉田修（監），pp119-127, メジカルビュー社，東京，1999.
6) Currarino G：Large prostatic utricles and related structures, urogenital sinus and other forms of urethrovaginal confluence. J Urol 136：1270-1279, 1986.

10 神経因性膀胱

1. 概念と病態

(1) 蓄尿と尿排出を支配する神経系の障害によってひきおこされる下部尿路機能障害を神経因性膀胱（neurogenic bladder：NGB）という．神経障害の原因として，小児では二分脊椎（spina bifida）が最も多く，そのほか脊髄炎，脊髄腫瘍，脊髄損傷，脳疾患，鎖肛などがある（**表 10-1**）．鎖肛では脊椎や脊髄の異常を合併することが多いが，これらの異常がなくても NGB をきたす症例がある．

(2) 二分脊椎は嚢胞性二分脊椎と潜在性二分脊椎に分けられ，前者には脊髄髄膜瘤や髄膜瘤が，後者には脊髄脂肪腫や先天性皮膚洞が含まれる．

(3) 二分脊椎では外傷性脊髄損傷などと異なり，脊髄神経障害がモザイク状になることが多い．このため同じレベルでの二分脊椎でも障害の程度に個人差が大きいのが特徴である．さらに成長に伴って係留脊髄症候群（tethered cord syndrome）を合併することがあるので，障害の状態が年齢によっても変化しうる．神経障害のタイプはいわゆる核下型が多いが，核上型や混合型もある．

(4) 二分脊椎では神経因性膀胱だけでなく，水頭症，直腸機能障

表 10-1　神経因性膀胱の原因

器質的異常	
先天性	後天性
脊髄髄膜瘤	脳性麻痺
髄膜瘤	脊髄炎
脊髄脂肪腫	脊髄腫瘍
仙骨形成不全	脊髄損傷
鎖肛	

機能的異常
　non-neurogenic neurogenic bladder
　（Hinman 症候群）

> 　日本では分娩1万件あたり6人の二分脊椎児が生まれるとされているが，欧米での発生頻度はもっと高い．二分脊椎や無脳症などの神経管閉鎖不全の原因は単一ではなく，多因子が関与していると考えられるが，有力な因子の一つとして妊娠初期での葉酸欠乏が指摘されている．葉酸はビタミンB群の一種で，緑黄色野菜，大豆，牛乳，卵などに含まれているので，これらの食品を十分とれば不足はしないが，調理によって壊れやすいという欠点がある．このため欧米のいくつかの国では，以前から妊婦に葉酸を添加した食品を積極的に摂取することをすすめている．その結果，アメリカなどでは病気の発生率を減らすことができたという．日本では発生率が高くないこともあり，あまり関心を持たれていないが，この悲惨な病気の発生を少しでも予防できるのであれば，もっと積極的に葉酸摂取のキャンペーンがなされてよいと思う．葉酸は1日0.4mgを妊娠1カ月前から妊娠3カ月までの間摂取する．妊娠中は各種ビタミンの所要量が増すので，葉酸だけをとるよりは，これを含む総合ビタミン剤をとるほうがより望ましい．葉酸を含むビタミン剤は栄養補助食品として市販されている．

害，下肢の運動・知覚障害などを伴うことが多い．

2. 検査と診断

● 理学的検査

(1) ほとんどの小児患者ではNGBをきたす原疾患がすでに判明していることが多いが，仙骨形成不全のように最初は不明なこともある．

(2) 難治性の尿失禁や尿路感染症がある患者に対しては，NGBの可能性を疑う必要がある．

(3) 腰仙部を詳しく調べて，腫瘤，陥凹，異常発毛，色素沈着，血管腫などがあれば，脊髄脂肪腫や脊髄終糸肥厚など潜在性二分脊椎の可能性も考えて精査する．また下肢の機能や足の

神経因性膀胱　125

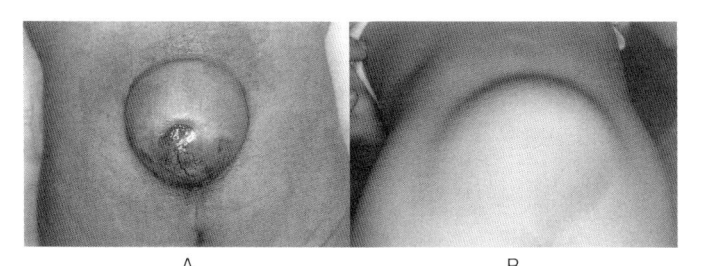

図 10-1　囊胞性二分脊椎と潜在性二分脊椎
A：囊胞性二分脊椎（脊髄髄膜瘤）．皮膚欠損を伴い，髄液の漏出を認める．
B：潜在性二分脊椎（脊髄脂肪腫）．皮膚欠損を伴わない．

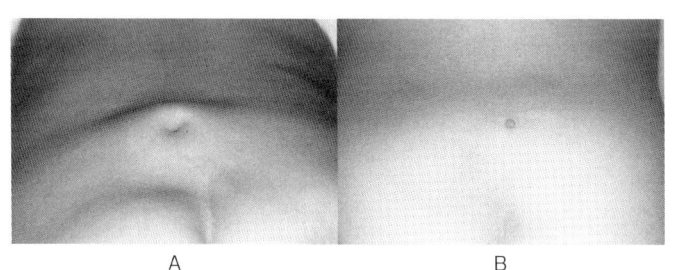

図 10-2　潜在性二分脊椎の 2 症例
潜在性二分脊椎では図 10-1-B のように所見の明らかな症例だけでなく，本例のように腰仙部の陥凹（A）や小腫瘤（B），異常発毛，血管腫などあまり目立たない症例もある．

変形の有無も参考にする（図 10-1, 2）．

● 画像診断

(1) 脊椎の X 線撮影は正面像だけでなく側面像も行い，特に仙骨形成不全を見落とさないようにする（図 10-3）．
(2) 超音波検査（US）または静脈性腎盂造影（IVP）で上部尿路を，排尿時膀胱尿道造影（VCUG）で膀胱容量，膀胱尿道形態，VUR や残尿の有無を調べる．

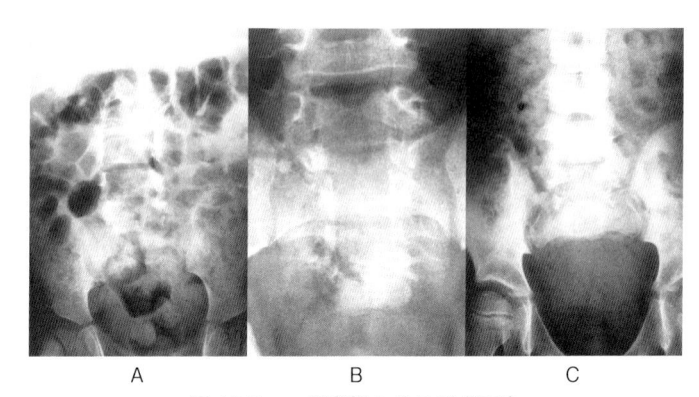

図 10-3 二分脊椎と仙骨形成不全

A：L_3 以下の二分脊椎と仙骨形成不全の合併
B：仙椎の二分脊椎と仙骨形成不全の合併
C：二分脊椎を伴わない仙骨形成不全

二分脊椎ではしばしば仙骨形成不全を伴う．一方，仙骨形成不全単独がNGBをきたすことがあり，このような症例では診断が遅れる．

● 尿流動態検査

(1) 年少児の尿流動態検査は，本人の協力が得られにくいなどのために正確な実施が難しい．症例によっては全身麻酔下に行う必要がある．
(2) 尿流測定では尿流量，排尿時間と共に尿流曲線も重要視する．
(3) 小児の尿流量は成人のそれよりも低い（**表 10-2**）．排尿量が多いほど尿流量も増加する．
(4) 膀胱内圧測定（cystometrography：CMG）では膀胱コンプ

表 10-2 小児の尿流量 (mL/秒)

最大尿流量

　幼児　男 12〜15　　女 13〜16
　学童　男 16〜20　　女 19〜23

平均尿流量

　幼児　男 7〜 9　　女 8〜10
　学童　男 11〜14　　女 13〜16

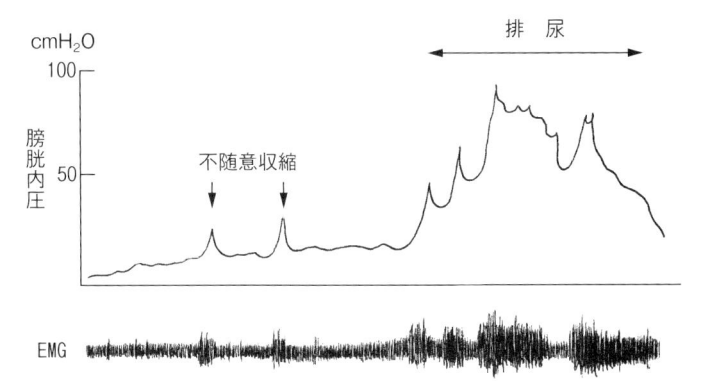

図 10-4 排尿筋括約筋協調不全（DSD）の模式図

膀胱内圧（排尿筋圧）と外尿道括約筋筋電図を同時測定すると，排尿筋の収縮に同期して外尿道括約筋の活動が高まる．排尿は断続的である．DSD は小児の NGB では特に重要な尿道の機能異常である．

ライアンス，排尿筋漏出時圧（detrusor leak point pressure：DLPP），不随意収縮などを調べる．CMG と外尿道括約筋筋電図測定を組み合わせれば，小児の NGB では特に注目すべき排尿筋括約筋協調不全（detrusor sphincter dyssynergia：DSD）の有無を知ることができる（**図 10-4**）．

(5) 膀胱コンプライアンスが 10mL/cmH$_2$O 未満であれば一般に低コンプライアンス膀胱と判定されるが，小児の基準値は低年齢ほど低くなり，1 歳以下：3 〜 4，1 〜 3 歳：7 〜 8，3 〜 8 歳：8 〜 10，8 〜 12 歳：11 〜 13mL/cmH$_2$O であるので，年少児の判定には注意を要する．

(6) 膀胱コンプライアンスが 10mL 未満，DLPP が 40cmH$_2$O 以上，DSD，排尿筋過活動，多量の残尿，症候性尿路感染の反復などは上部尿路障害の危険因子である（**表 10-3**）．

(7) 排尿筋過活動を示す不随意収縮は 15cmH$_2$O 以上の急激な圧上昇をいうが，実際にはこの数値以下で認められることがある．

(8) 二分脊椎の尿流動態検査所見の特徴：

表 10-3　上部尿路障害の危険因子

膀胱コンプライアンス＜ 10mL/cmH$_2$O
排尿筋漏出時圧（DLPP）≧ 40cmH$_2$O
排尿筋括約筋協調不全
排尿筋過活動
多量の残尿
症候性尿路感染の反復

---

① 蓄尿期における排尿筋活動は正常または過活動性（不随意収縮の出現）であり，尿道機能は閉鎖不全が多い．
② 排出期における排尿筋活動は低活動性また無収縮性が多く，尿道機能は閉塞性（非弛緩性括約筋閉塞）が多い．
③ DSD を認めることが少なくない．
④ 膀胱コンプライアンスは低いことが多い．
(9) 二分脊椎における尿失禁は低コンプライアンス膀胱と尿道閉鎖不全によるものであり，失禁のタイプは腹圧性尿失禁と溢流性尿失禁の混合型である．

3．合併症

(1) NGB の主な合併症は膀胱尿管逆流（VUR），水腎水尿管症，尿路感染症（UTI）などと，さらにこれらに基づく腎機能障害である（図 10-5, 6）．
(2) VUR は最も頻度が高くて重大な合併症である．これは高圧蓄尿，高圧排尿，DSD などが原因で発生するが，機能的あるいは器質的膀胱変形によることもある．
(3) 水腎水尿管症は高圧蓄尿・排尿でも発生するが，膀胱変形による壁内尿管の物理的狭窄によることが多い．
(4) UTI は残尿や VUR が原因で発生する．
(5) 二分脊椎児は直腸肛門機能や下肢機能の低下，水頭症など尿路系以外の障害も併せ持つことが多く，これらが尿路管理の障害にもなる．

神経因性膀胱 129

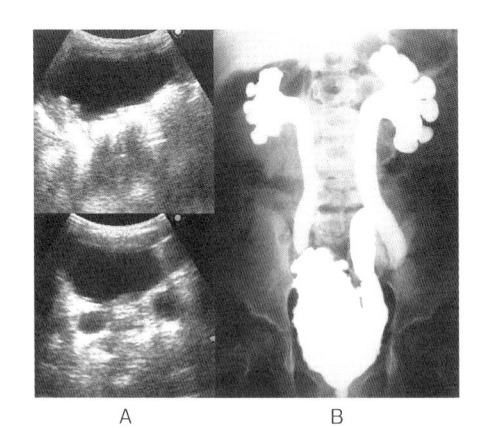

図 10-5 VUR を合併した NGB(二分脊椎症例)
A:US にて膀胱壁の不整(上段)と下部尿管の拡張(下段)を認める.
B:VCUG にて膀胱の変形と肉柱形成,両側の VUR を認める.
NGB における VUR は頻度が高くて重大な合併症である.

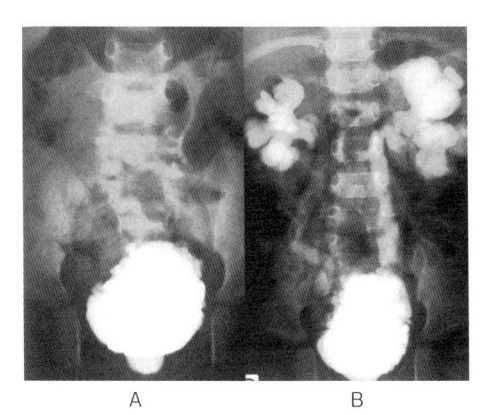

図 10-6 尿管下端狭窄を合併した NGB(二分脊椎症例)
A:VCUG にて膀胱の変形を認めるが,VUR はない.
B:IVP にて両側水腎水尿管症を認める.
尿管下端狭窄の合併頻度は VUR ほど高くはないが,いったん発生すると手術療法が必要なことが多い.

4. 治　療

(1) NGBの治療は蓄尿障害（尿失禁）と排出障害（残尿）を改善することであるが，最大の目標は腎機能の保持である．このためには合併症の発生予防も重要である（**表10-4**）．
(2) 間欠導尿が治療の中心になる．導尿は早期に開始するが，特にVUR合併例や上部尿路障害の危険因子が存在する症例は乳児期から行うようにする．
(3) 日中の導尿が定時に行われていても，導尿間隔が長い夜間に高圧蓄尿や膀胱壁の過伸展がおこり，合併症をひきおこすことが少なくない．症例によっては夜間のみのカテーテル留置が必要である．
(4) 手圧排尿は上部尿路への悪影響の可能性があるので，適応症例はきわめて少ない．
(5) 薬物療法は主に排尿筋過活動の抑制や膀胱コンプライアンスの改善が目的であるが，自排尿のある患児では尿失禁の治療にも用いられる．間欠導尿症例には抗コリン薬を投与することが多い．

表10-4　神経因性膀胱の治療

保存的治療
　間欠導尿
　手圧排尿
　薬物療法
　　抗コリン薬
　　αブロッカー
　　三環系抗うつ薬
　　ボツリヌストキシン（膀胱壁内注射）
外科的治療
　尿道周囲注入療法
　膀胱頸部・尿道吊り上げ術（スリング手術）
　膀胱頸部再建術
　人工括約筋埋め込み術
　膀胱拡大術
　尿路変向術

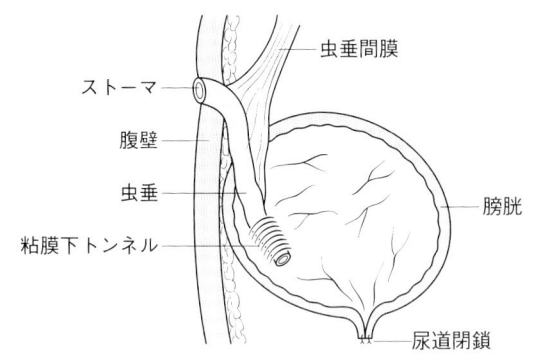

図 10-7 Mitrofanoff 式尿禁制導尿路造設術

導尿路として虫垂が一般的であるが，回腸（Monti 法）や尿管も用いられる．虫垂は短いので，膀胱壁の一部を前腹壁筋層に固定する．虫垂と膀胱の吻合は，尿禁制を得るために粘膜下トンネルを作製する．膀胱容量が小さいときは，膀胱拡大術も同時に行う．

(6) 保存療法にはこのほかに電気刺激療法やバイオフィードバック法があるが，一般的な治療法ではない．
(7) 尿道抵抗を高めて尿禁制を得る目的の手術療法には，尿道周囲組織にデフラックス®などを注入する方法，腹直筋などの筋膜で膀胱頸部や尿道を吊り上げる方法（スリング手術），Kropp 法や Pippi Salle 法などの膀胱頸部再建術，人工括約筋の埋め込み術などがある．これらの方法は尿道周囲注入療法以外は手技的に難しく，治療成績もあまり良くない．
(8) 膀胱拡大術には回腸または結腸を用いる方法（enterocystoplasty）と，粘膜を残して膀胱筋層を切除する autoaugmentation 法がある．
(9) 尿路変向術には膀胱皮膚瘻術（vesicostomy）と，虫垂などを導尿路として用いて尿禁制ストーマを作製する方法（Mitrofanoff 式尿禁制導尿路造設術）がある（**図 10-7**）．
(10) VUR や水腎水尿管症などの合併症は NGB の保存療法によって治ることがあるが，手術療法が必要な症例も多い．

5. 予　後

　NGB は膀胱機能障害が永続することが多いので，生涯にわたる十分な尿路管理が欠かせない．特に二分脊椎では成長と共に係留脊髄症候群などのために神経障害の状態が変化することがあるので，特に厳重なフォローが必要である．患者は同時に水頭症，直腸障害，下肢麻痺，さらには学校や社会生活の悩みなどの問題を抱えていることが多いので，各分野の専門家が協力して包括的な支援を行わなければならない．

参考文献

1) 井川靖彦，西沢理：二分脊椎に伴う下部尿路機能障害の診断と治療．Urology View 7：78-84, 2009.
2) Yeung CK, Sihoe JDY, Bauer SB：Voiding dysfunction in children：non-neurogenic and neurogenic. Campbell-Walsh Urology, 9th ed., edited by Wein AJ, Kavoussi LR, Novick AC et al, pp3604-3655, Saunders, Philadelphia, 2007.
3) Nevéus T, von Gontard A, Hoebeke P et al：The standardization of terminology of lower urinary tract function in children and adolescents：Report from the standardisation committee of the International Children's Continence Society. J Urol 176：314-324, 2006.
4) Abrams P, Cardozo L, Fall M et al：The standardisation of terminology of lower urinary tract function：report from the standardisation sub-committee of the International Continence Society. Neurourol Urodyn 21：167-178, 2002.

11 機能障害性排尿と尿失禁

I. 機能障害性排尿

● 病態

(1) 二分脊椎による神経因性膀胱のような明らかな基礎疾患(器質異常)がない排尿障害(蓄尿と尿排出の障害)を広く機能障害性排尿(dysfunctional voiding)または機能的排尿障害(voiding dysfunction)という.

(2) 小児の膀胱機能が未熟な乳児期を経て幼児期に次第に成熟する過程において,その成熟遅延や何らかの障害,脳神経系の発達遅滞,誤った排尿習慣などが原因で機能障害性排尿をきたすと考えられるが,原因のスペクトルは広く,不明のことも少なくない.Hinman症候群,lazy bladder syndrome,urgency-frequnecy syndrome, giggle incontinence, Down症候群などの精神遅滞者にみられる排尿障害,特発性排尿筋過活動なども広義の機能障害性排尿である.夜尿症や昼間尿失禁をこれに含めることもある.

(3) 主な異常所見は膀胱の過活動(まれに低活動)と排尿筋括約筋協調不全(detrusor sphincter dyssynergia:DSD)である.これらによる症状は尿失禁,尿意切迫感,頻尿,稀尿(排尿回数減少),中断排尿(staccato voiding),分割排尿(fractionated voiding)などである.

(4) 尿失禁は切迫性尿失禁が多いが,腹圧性や混合性のタイプもある.中断排尿では尿流はとぎれとぎれになり,排尿時間が延長する.分割排尿では排尿は数回に分割して行われ,腹圧排尿を伴い,残尿がある.

(5) 尿流動態検査では排尿筋の不随意収縮(過活動性),高い排尿筋圧,低コンプライアンス,DSD,残尿などの異常所見がみられるが,異常の内容や程度は患児によってさまざまである.

> Hinman症候群は non-neurogenic neurogenic bladder（非神経因性神経因性膀胱）とも呼ばれる特殊なタイプの機能障害性排尿である．いったん排尿が自立した小児が後天的に発症するもので，叱責や両親の離婚など親子関係や家庭環境のひずみによるさまざまな精神的ストレスや本人の特異な性格が誘因とされている．症状は尿意切迫感，切迫性・腹圧性尿失禁，腹圧排尿，稀尿，便秘，便失禁などであり，検査所見は排尿筋の不随意収縮と DSD に加えて，膀胱の肉柱形成，VUR，水腎水尿管症などの形態的変化を伴っていることが多い．治療は神経因性膀胱に準じて行うが，同時に精神面でのケアやカウンセリングが必要であり，完治させることはなかなか難しい．
>
> Giggle incontinence（哄笑性尿失禁）は笑い（giggle）によってのみ尿失禁が誘発される排尿障害であり，腹圧性尿失禁とは病態が異なる．失禁量はさまざまであるが，ほぼ完全に排尿するような多量のことが多い．原因は不明であるが，思春期前後の女子に多く，家族内発生も少なくない．尿流動態検査では排尿筋の過活動性を認めることがある．本症は自然軽快することが多いが，まれに成人まで持続する．治療薬は精神刺激薬のメチルフェニデートが有効であるが，わが国では認可されていない．

● 機能障害性排泄

(1) 発生学的に下部尿路と大腸（後腸）はきわめて密接な関係がある．両者は共に内胚葉由来であり，解剖学的位置が互いに近接し，神経支配も共通する部分がある．一方に発生した異常が他方に影響したり，両者の症状（排尿障害と排便障害）が同時に出現することがある．このため，二つをまとめて広く機能障害性排泄 dysfunctional elimination または bladder and bowel dysfunction）と呼ぶ（**表 11-1**）．

(2) 排便障害の主な症状は便秘と便失禁であるが，便秘が高度なものでは拡張した直腸が下部尿路を物理的に圧迫して尿の通

表 11-1 機能障害性排泄 (dysfunctional elimination)

1. 機能障害性排尿 (dysfunctional voiding)
   尿失禁
   尿意切迫感
   頻尿
   稀尿
   腹圧排尿
   中断排尿
   分割排尿
2. 機能障害性排便 (dysfunctional defecation)
   便秘
   便失禁

過障害をもたらすだけでなく,膀胱を刺激して「機能的に」過活動膀胱の諸症状をひきおこすことがある.その一方では,強い尿意切迫感が出現すると,子供は尿失禁を抑えようと骨盤底筋を収縮させるので,これがさらに便秘を悪化させることになる.
(3) 便秘があるかどうかの客観的な判定は難しいが,一般には次のような状態のいずれかがあれば臨床的意義のある便秘と考えてよい(実際には複数の状態が同時にあることが多い).
   ① 1週間の排便回数が2回以下である.
   ② きわめて多量の排便がときどきある.
   ③ 糞塊が非常に硬い.いきんで排便する.
   ④ 触診で腹部に多量の糞塊を触れる.
   ⑤ 腹部単純撮影で多量の糞塊を認める.

機能障害性排尿と夜尿症,昼間尿失禁

(1) 夜尿症と昼間尿失禁も広義には機能障害性排尿に含まれるといえるが,別に扱われることが多い.狭義には図11-1のような関係になる.
(2) 夜尿症例の多くは単独の症状としてみられるが,一部には機能障害性排尿の症状を伴うものがある.昼間尿失禁例の場合は,夜尿症とは逆に機能障害性排尿の症状を伴うものが非常に多い(図11-1).

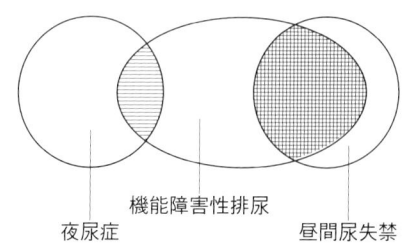

図 11-1 機能障害性排尿と夜尿症・昼間尿失禁の関係

夜尿症例の多くは MNE であるが，一部は機能障害性排尿の症状を伴う．一方，昼間尿失禁例は夜尿症例とは異なって，機能障害性排尿の症状を伴うものが多い．いいかえれば，機能障害性排尿による尿失禁は昼間尿失禁のタイプが多い．

● 機能障害性排泄と尿路感染症（UTI），膀胱尿管逆流（VUR）との関係

(1) 再発性 UTI や VUR のある小児には，切迫性尿失禁や便秘などの機能障害性排泄を伴っていることが少なくない．これらの関係は図 11-2 のようになる．機能障害の中でも特に DSD が問題であり，これが高圧排尿や残尿発生をもたらし，最終的には VUR や UTI をひきおこすか，または既存の VUR の増悪因子となる．新生児・乳児期の男児の VUR が女児のそれよりも high grade のものが多いのは，男児の方が DSD を伴う割合がはるかに高いためであるとされている（図 11-2）．

(2) 機能障害性排尿が長期間続いたり高度なものは，膀胱変形などの器質変化をきたすことがある（その極端な例が Hinman 症候群である）．

● 機能障害性排泄の治療

(1) 機能障害性排泄（特に排尿障害）は成長と共に自然治癒することが少なくないので，重大な合併症がなければ一定期間は経過観察することも可能である．
(2) 便秘があれば，まずこれを治すことが重要である．便秘の解

```
        機能障害性排便
          ↓ ↑
        機能障害性排尿
         ↗ ↘
    UTI         VUR
         ↘ ↗
        膀胱の器質変化
```

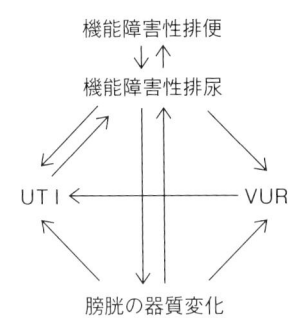

図 11-2　機能障害性排尿, 機能障害性排便, UTI および VUR の関係

排便障害（主に便秘）は排尿障害の原因となりうる一方, 排尿障害が便秘を助長することもある. 機能障害性排尿が持続すると膀胱の器質変化をきたすことがあり, これは逆に機能障害性排尿を増悪させる. 機能障害性排尿は UTI, VUR の原因となる一方, UTI（膀胱炎）は排尿機能にも影響をおよぼす.

　消によって他の症状が改善・消失することがある.
(3) 便秘の治療は良好な排便習慣の確立, 線維質の多い食物の摂取, 下剤の服用, 坐薬の使用, 浣腸などである.
(4) 便秘解消後も機能障害性排尿の症状が続くときは, 次のような治療を行う.
　① 頻尿, 尿意切迫感, 切迫性尿失禁などの過活動膀胱に対しては抗コリン薬を投与する. 症例によっては三環系抗うつ薬も使用する.
　② DSD に対しては α ブロッカーが有効なことがある.
　③ 稀尿や lazy bladder syndrome に対しては頻回の定時排尿を指導する.
　④ 種々の治療にもかかわらず多量の残尿がある患児に対しては間欠導尿を行う.
　⑤ Hinman 症候群のような心因性排尿障害に対しては, さらにバイオフィードバック療法, 心理療法, 家族も加わったカウンセリング, 抗不安薬投与などを行う.

II. 夜 尿 症

1. 概 念

(1) 夜尿症（nocturnal enuresis）とは5歳を過ぎて睡眠中に無意識に排尿する状態である．乳児期より夜尿が続いているものを一次性夜尿症（primary nocturnal enuresis），6カ月以上夜尿がなくて再び始まったものを二次性夜尿症（secondary nocturnal enuresis）という．
(2) 夜尿症の多くは昼間尿失禁や頻尿を伴わない，いわゆるmonosymptomatic nocturnal enuresis：MNEのタイプである **（図11-1参照）**．
(3) 月に1回以上の夜尿児の頻度は5歳で15〜20％，6歳で10〜15％，10歳で約5％（5歳〜10歳の平均は約10％），15歳で約1％であり，男子は女子よりも頻度が1.5〜2倍高い．

2. 病 因

(1) 夜尿症（MNE）の原因は十分には解明されていないが，成長に伴う自然消失率が高いことから，広く睡眠や膀胱機能を司る中枢神経系の発達遅延が最も考えられる．このほかにも内分泌系の要因，精神的要因，遺伝的要因などがあり，これらが複合的に作用して夜尿をおこすこともある．
(2) 睡眠機構の要因については，睡眠が深すぎるのではなく，覚醒障害が問題であるとされている．深睡眠から浅睡眠を経て覚醒し，排尿するという正常のプロセスがそこなわれ，覚醒する前に浅睡眠相で排尿したり，深睡眠のままで排尿する．
(3) 膀胱機能も広く未熟性が要因となっているが，夜尿児では夜間における膀胱の不随意収縮の発生や機能的膀胱容量の減少が観察されている．さらに夜尿時に膀胱内の尿を全量出しているとはかぎらず，残尿があることも少なくない．
(4) 夜間尿量が病的に多く，膀胱容量を超すために夜尿をきたすことがある．これは抗利尿ホルモンの夜間の分泌不足が原因のこともあるが，一方ではホルモン分泌量は膀胱充満の状態

にも影響されるので，夜尿のために膀胱充満が減少した結果として分泌量が低下している場合もある．
(5) いじめ，叱責，親子関係の不良，転居などのストレス（精神的要因）が契機となって夜尿がおこることがある．さらに夜尿があることが本人や親のストレスの原因になるという悪循環が生じることもある．
(6) 親または同胞に夜尿症の既往がある子は，有意に夜尿症になりやすい．

3. 評　価

● 問診
(1) 夜尿は一次性か二次性か．後者の場合，入園，転居，同胞の誕生などのきっかけがあるか．
(2) 1週間に何回もらすか．もらす時刻は．
(3) 夜間に目を覚ましてトイレに行くか．もらしてから目が覚めるか．
(4) 夜間起こしているか．すぐ目が覚めるか．
(5) 昼間の排尿状態はどうか（遺尿，頻尿，尿意切迫感，排尿困難，排尿痛などの有無）．
(6) 尿路感染症の既往はないか．
(7) 便秘や便失禁はないか
(8) 冷え性や立ちくらみはないか．
(9) 本人の性格や学校の成績はどうか．
(10) 親子・友人関係はどうか．いじめなどのストレスはないか．
(11) 両親や同胞の夜尿の既往はどうか．
(12) これまでに受けた治療内容は．

● 診察
(1) 腹部は膨満，糞塊触知の有無に注目する．腰仙部は腫瘤，陥凹，異常発毛，色素沈着など潜在性二分脊椎を疑わせる所見を調べる．外陰部も視診と触診を行う．
(2) 患児によっては各種腱反射，肛門括約筋の緊張などの神経学的検査も行う．

● 検査

(1) 一般検尿
(2) 排尿日誌（24時間排尿記録）の作成．夜間はおしめを着けて，その重量差で尿量を測定する．夜間尿量は夜間の排尿量に起床時の尿量を加えた値である．
(3) 起床時の尿比重（浸透圧）の測定．
(4) 基礎疾患が疑われるか，機能障害性排尿を伴う患児に対しては尿路の超音波検査，腹部単純撮影，排尿時膀胱尿道造影，尿流動態検査などが必要なことが多い．
(5) 夜間尿量が多く（6～10歳で180～200mL以上），起床時の尿比重が低い（比重で1.022以下，浸透圧で800mOsm/L以下）場合は，抗利尿ホルモンの分泌低下の可能性がある．

4. 治　療

● 一般療法

(1) 規則正しい生活をする．日中は水分を十分にとる．夕食は塩分をひかえて早めにすませ，就寝前3時間の水分摂取は原則として禁止する．
(2) 原因と考えられるストレスがあれば，排除するように努める．
(3) 自ら治療意欲のある子供に対しては，本人の責任で飲食の規制，もらしたねまきやシーツの始末，夜尿の記録などを行わせる（責任強化療法）．夜尿の時刻が朝方に近いほど治癒しやすい傾向がある．
(4) 便秘があれば必ず治しておく．

● 膀胱訓練

排尿抑制によって機能的膀胱容量を増やし，間接的に夜尿を防止するのが目的である．患児は日中水をたくさん飲んで尿量を増し，もれそうになるまでできるだけ排尿をがまんする．1回の最大排尿量を記録し，その量を徐々に増やすように訓練を続ける．

● 夜尿アラーム療法

尿がもれたらブザーが鳴るアラーム装置*を用い，夜尿をしたら

ただちに起こして（または起きて）トイレで残りの排尿をさせる療法である．アラームで目が覚めやすくなることもあるが，むしろ主な効果は機能的膀胱容量の増加であり（有効例では容量が約1.5倍に増加するという），このために睡眠中の尿保持力が増した結果として夜尿を防止するとされている．アラーム療法は欧米では抗利尿ホルモンと並んで治療の第一選択であり，またこれらや抗コリン薬との二者・三者併用療法も行われている．

● 薬物療法
A．三環系抗うつ薬
大脳に対しては睡眠のパターンを変え（深睡眠相の減少），膀胱に対しては抗コリン作用などで容量を増大させる作用がある．尿量減少作用もあるとされている．イミプラミン（トフラニール®），アミトリプチリン（トリプタノール®），クロミプラミン（アナフラニール®）などがある．投与量はどれも同じで，初回は10mgとし，その後は副作用がなければ体重25kg未満は20mg，25kg以上は25〜30mgに増量してもよい．副作用は食欲不振，嘔気，不眠，眠気などであるが，重篤な血液・肝障害，てんかん，心疾患などをひきおこすこともあり，慎重に投与すべきである．本薬は欧米では第一選択ではない．

B．抗コリン薬
三環系抗うつ薬と比べて，MNEよりも過活動膀胱を伴った夜尿症により有効である．オキシブチニン（ポラキス®），プロピベリン（バップフォー®），ソリフェナシン（ベシケア®），トルテロジン（デトルシトール®）は抗コリン作用と平滑筋弛緩作用を併せ持つ．副作用は口渇，胃部不快感，便秘，めまいなどであるが，発生頻度は投与量に比例する．

C．抗利尿ホルモン
夜間の尿量が多く，尿浸透圧が低い症例に対してデスモプレシン（ミニリンメルト®，デスモプレシン・スプレー10®）が特に有効である．副作用としては水分貯留による低ナトリウム血症（水中毒）がおこりうるが，まれである．

Ⅲ. 昼間尿失禁

(1) 昼間尿失禁 (daytime incontinence) は少量の尿を1日何回 もちびることが多いが,まれに大量をもらすこともある.
(2) 本症は単独のこともあるが,機能障害性排尿の症状の一つと してみられることが多い.またいわゆる MNE であっても, ごく少量の昼間尿失禁を伴うことは珍しくない.
(3) 治療は主に膀胱訓練と薬物療法(抗コリン薬,三環系抗うつ 薬)であるが,効果が認められないときは早めに基礎疾患の 有無を調べる.
(4) 頻尿や尿意切迫感を伴うものは,機能障害性排尿の治療方針 に従う.

*アラーム装置については次のような商品がある.
 "ちっちコール4" 石黒メディカルシステム KK
 "ウエットストップ3" 株式会社 MDK

参考文献

1) 中井秀郎:小児の下部尿路機能障害の病態と診断.ファーマナビゲーター「下部尿路機能障害編」,柿崎秀宏,吉田正貴(編),pp80-97,メディカルビュー社,東京,2008.
2) 河内明宏,津ケ谷正行,相川務,他:日本夜尿症学会-夜尿症診療のガイドライン.夜尿症研究10:5-13,2005.
3) 橋本樹:小児尿失禁—非神経因性排尿障害と先天性尿道狭窄—.夜尿症研究9:21-30,2004.
4) Feng WC, Churchill BM : Dysfunctional elimination syndrome in children without obvious spinal disorders. Pediatr Clin N Amer 48:1489-1504, 2001.
5) Jalkut MK, Lerman ST, Churchill BM : Enuresis. Pediatr Clin N Amer 48:1461-1488, 2001.

12 性分化異常

Ⅰ. 正常の性分化

● 尿路性器系の発生
(1) 尿路系と性器系は密接に関係しながら発生する（図 12-1）.
(2) 胎生 4 週頃にウォルフ管（中腎管）が，5〜6 週にミュラー管（中腎傍管）が発生する．ウォルフ管の総排泄腔に近い部分から尿管芽が発生して後腎組織塊に達し，発達して腎・腎盂・尿管が形成される．
(3) 総排泄腔は尿生殖洞と直腸に分離し，前者は膀胱と尿道になり，女性ではさらに腟下部が形成される．
(4) 未分化性腺は SRY (sex-determining region of the Y chromosome, 精巣決定因子) の有無で，精巣または卵巣に分化する．精巣から分泌される MIS (müllerian inhibiting substance, ミュラー管抑制物質) とテストステロンの作用で，男性はミュラー管が退縮してウォルフ管が発達するが，両者の分泌がない女性ではミュラー管が発達してウォルフ管が退縮する．

● 外性器の発生
(1) 胎生 4 週頃に総排泄腔膜の頭側に生殖結節が，両側に尿生殖ヒダと生殖隆起が発生する（図 12-1, 2）.
(2) 総排泄腔膜は尿生殖膜と肛門膜に分かれ，さらにそれぞれ尿道溝と肛門になる．男性では両側の尿生殖ヒダが癒合して尿道溝を覆い，尿道海綿体となるが，女性では大部分が癒合せずに，小陰唇を形成する．生殖隆起は男性では陰囊に，女性では大陰唇になる．生殖結節は生殖茎となり，陰茎と陰核に分化する．

● 性分化のプロセス
(1) 中間中胚葉から未分化性腺を経て精巣または卵巣に分化する

図 12-1　尿路性器系の発生

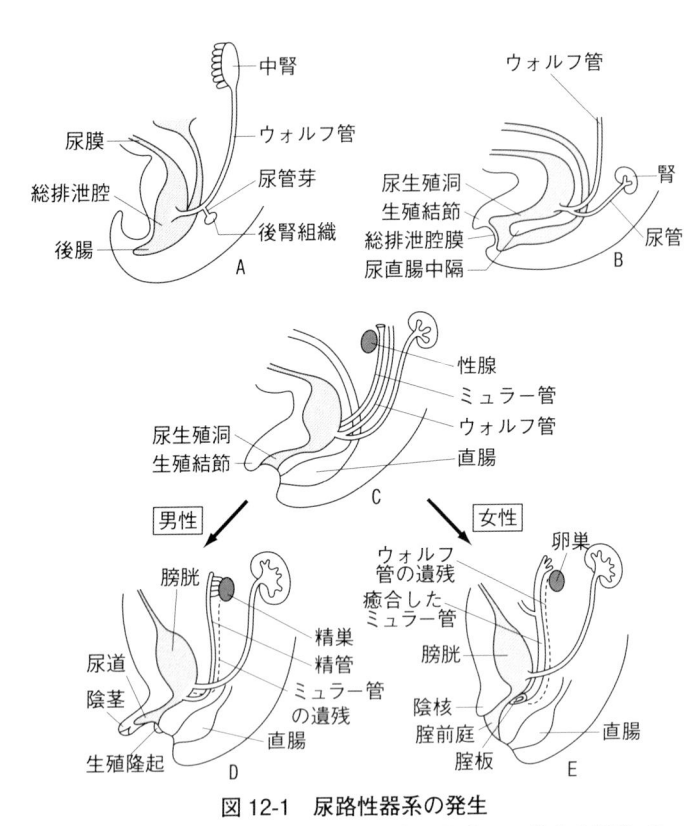

A：胎生5週頃，B：胎生6週頃，C：胎生7週頃，D：胎生8週頃，E：胎生10週頃．

ウォルフ管から尿管芽が発生し，後腎組織に達し，上部尿路が形成される．総排泄腔は尿直腸中隔によって尿生殖洞と直腸に分離され，前者は膀胱と尿道になり，さらに女性では腟下部が形成される．未分化性腺はSRYの有無で精巣または卵巣に分化する．精巣から分泌されるMISとテストステロンの作用で男性はミュラー管が退縮してウォルフ管が発達し，両者を欠く女性はミュラー管が発達してウォルフ管が退縮する（なおミュラー管は胎生5～6週に発生するが，図A，Bでは省かれている）．

性分化異常 145

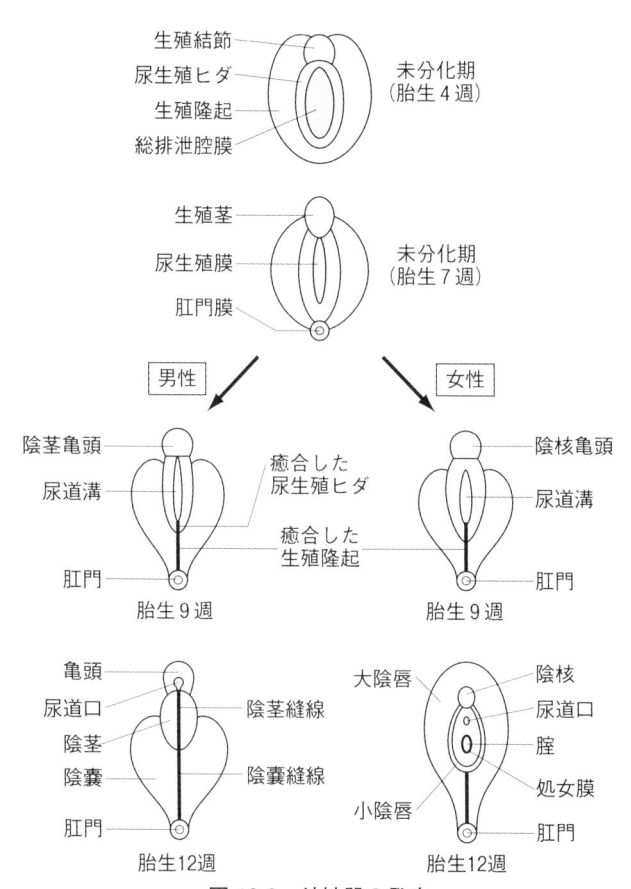

図 12-2 外性器の発生

胎生4週頃に総排泄腔膜の頭側に生殖結節が，両側に尿生殖ヒダと生殖隆起（陰唇陰嚢隆起）が発生する．胎生7週頃になると尿直腸中隔によって総排泄腔膜は尿生殖膜と肛門膜に分けられ，これらは約1週間後に破れてそれぞれ尿道溝と肛門になる．その後男性では左右の尿生殖ヒダが癒合して尿道海綿体となり，表面は陰茎縫線を形成する．女性では尿生殖ヒダは大部分が癒合せずに，小陰唇を形成する．生殖隆起は男性では陰嚢に，女性では大陰唇になる．

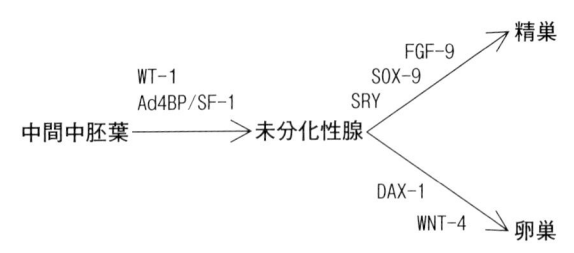

```
                              FGF-9      → 精巣
                  WT-1        SOX-9     ╱
              Ad4BP/SF-1      SRY
中間中胚葉 ─────────→ 未分化性腺
                              DAX-1     ╲
                              WNT-4     → 卵巣
```

図 12-3 性分化に関わる遺伝子

過程で，WT-1, SRY, SOX-9, DAX-1 など多くの遺伝子が関わっている（**図 12-3**）．

(2) 男性（46, XY）では Y 染色体上の SRY の働きで未分化性腺は精巣に分化する．精巣のセルトリ細胞から分泌される MIS はミュラー管を退縮させる．ライディッヒ細胞から分泌されるテストステロンは 5α 還元酵素の作用でジヒドロテストステロン（DHT）に変換され，細胞核内のアンドロゲン受容体（AR）と結合して DHT-AR 複合体となり，これがウォルフ管を発達させて精巣上体，精管，精嚢を形成する（前立腺は尿生殖洞由来）．同時に外性器に作用して男性化をもたらす（**図 12-4**）．

(3) 女性（46, XX）では SRY がないために未分化性腺は卵巣に分化する．卵巣からは MIS が分泌されないため，ミュラー管が発達して卵管，子宮，腟上部が形成される．さらにテストステロン分泌がないため，ウォルフ管は退縮して外性器は女性化する（**図 12-4**）．

(4) 性分化は，最初は男女ともまったく同じ器官であったものがそれぞれ異なった性器系に分化，発達することであり，発達しなかったものは出生後は機能のない遺残器官として存在する（**表 12-1**）．

性分化異常　147

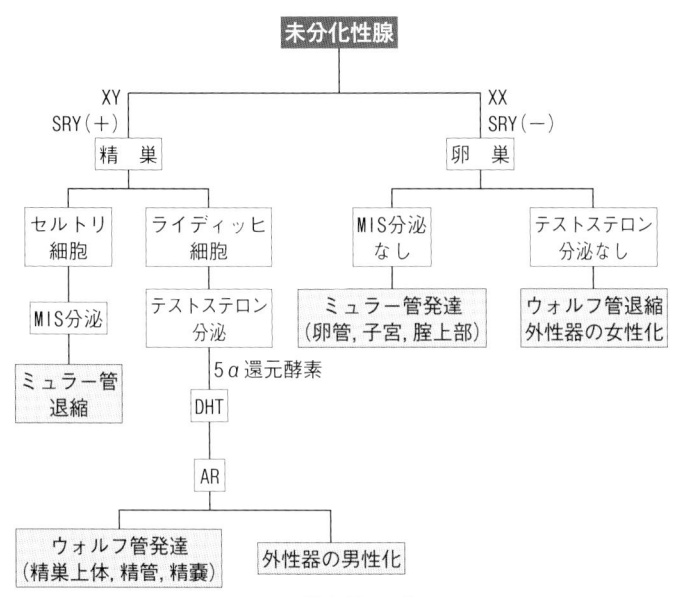

```
                        未分化性腺
                  ┌─────────┴─────────┐
                 XY                  XX
               SRY(+)              SRY(-)
              ┌─精巣─┐             ┌─卵巣─┐
          セルトリ  ライディッヒ    MIS分泌    テストステロン
          細胞      細胞           なし        分泌なし
            │        │              │            │
         MIS分泌  テストステロン  ミュラー管発達  ウォルフ管退縮
            │      分泌          (卵管,子宮,腟上部) 外性器の女性化
         ミュラー管  5α還元酵素
          退縮       │
                    DHT
                    │
                    AR
             ┌──────┴──────┐
        ウォルフ管発達    外性器の男性化
       (精巣上体,精管,精囊)
```

図 12-4　性分化のプロセス

男性では Y 染色体上の SRY によって未分化性腺は精巣へ分化し，SRY が存在しなければ卵巣に分化する．精巣のセルトリ細胞から分泌される MIS はミュラー管を退縮させる．ライディッヒ細胞から分泌されるテストステロンは 5α還元酵素の作用で DHT（ジヒドロテストステロン）に変換され，細胞核内の AR（アンドロゲン受容体）と結合して DHT-AR 複合体を形成し，ウォルフ管を発達させ，外性器を男性化する．なお，ウォルフ管の分化はテストステロンの直接作用による．女性では卵巣から MIS が分泌されないため，ミュラー管が退縮せずに分化して卵管，子宮，腟上部になる．またテストステロンも分泌されないため，ウォルフ管は退縮し，外性器は女性化する．

表 12-1 男女の性器系の相同器官

胚子器官	男 性	女 性
未分化性腺	精巣	卵巣
中腎細管	精巣輸出管 精巣傍体*	卵巣上体* 卵巣傍体*
ウォルフ管 (中腎管)	精巣上体垂* 精巣上体管 精管 尿管,腎盂,腎杯,集合管 射精管,精嚢	胞状垂* 卵巣上体管* ガルトナー管* 尿管,腎盂,腎杯,集合管
ミュラー管 (中腎傍管)	精巣垂*	モルガニー水胞体* 卵管 子宮 腟上部
尿生殖洞	膀胱,尿道 前立腺小室* 前立腺 尿道球腺(カウパー腺)	膀胱,尿道 腟下部 尿道腺,尿道傍腺 大前庭腺(バルトリン腺)
洞結節	精丘*	処女膜*
生殖茎	陰茎亀頭 陰茎海綿体	陰核亀頭 陰核海綿体
尿生殖ヒダ	尿道海綿体	小陰唇
生殖隆起	陰囊	大陰唇

*は出生後は機能のない遺残器官

Ⅱ. 性分化疾患の分類

(1) 性分化異常に関わる用語や分類は2006年から大きく変わり,これまで使われてきたインターセックスや半陰陽に代わって性分化疾患(性分化異常症 disorders of sex development:DSD)と呼ばれるようになった.DSDは性染色体異常によるDSD,46,XY DSD(旧称:男性仮性半陰陽),46,XX DSD(旧称:女性仮性半陰陽)の3つに分類される.代表的な疾患を**表12-2**に掲げた.この分類法は核型によるので,例えば卵精巣性性分化異常症(旧称:真性半陰陽)は3分類

表 12-2 性分化疾患（DSD）の分類

Ⅰ．性染色体異常による性分化疾患
　クラインフェルター症候群
　ターナー症候群
　混合型性腺発生異常症
　卵精巣性性分化異常症
Ⅱ．46, XY 性分化疾患
　完全型性腺発生異常症
　精巣退縮症候群
　卵精巣性性分化異常症
　アンドロゲン不応症候群
　5α 還元酵素欠損症
　StAR 異常症
　ライディッヒ細胞低形成/無形成
　ミュラー管遺残症候群
Ⅲ．46, XX 性分化疾患
　卵精巣性性分化異常症
　精巣性性分化異常症
　21-水酸化酵素欠損症
　11-水酸化酵素欠損症
　POR 異常症
　母体からのアンドロゲンの移行
　MURCS 連合

のすべてに含まれている．

(2) ターナー症候群は 45, X の核型を持ち，外性器は女性型で，翼状頸，外反肘，低身長，二次性徴の欠如などを示し，馬蹄腎や心奇形をしばしば合併する．卵巣は線状性腺（streak gonad）または低形成である．

(3) 完全型性腺発生異常症（complete gonadal dysgenesis：CGD）には核型が 46, XY（スワイヤー症候群）と 46, XX がある．両者とも完全女性型で，両側線状性腺を持ち，ミュラー管由来組織はあるが，ウォルフ管はない．46, XY の CGD は Y 染色体を持つために性腺腫瘍発生率が高い．

(4) 46, XX 精巣性性分化異常症（旧称：XX 男性）は SRY 遺伝子の X 染色体への転座によるとされているが，SRY 陰性例も少数ある．クラインフェルター症候群に似た表現型を示し（ただし低身長），しばしば停留精巣や尿道下裂を合併する．

> streak gonad は「線条」,「索状」,「条痕」,「痕跡的」性腺など,また gonadal dysgenesis は性腺「異常発生（症）」,「異形成（症）」,「形成不全（症）」などと呼ばれるが,日本泌尿器科学会ではそれぞれ「線状」,「発生異常」の用語に統一している.

III. 性分化疾患の診断と治療

(1) 外性器が両性型（ambiguous genitalia）で,一見して男女の区別がつけにくい状態を以前は半陰陽と呼んでいたが,現在この言葉は使われない.代わりになる適切な用語はないが,狭義の DSD がこれにあたるといえる.

(2) 外性器の形態はさまざまであるが,もしその患児を男性だとすれば陰茎の発育不良,尿道下裂,二分陰囊,停留精巣などを示し,もし女性だとすれば陰核肥大,陰囊様の陰唇,色素沈着,尿生殖洞などがみられる.尿生殖洞とは尿道と腟が途中で合流して共通管を形成し,腟口が外部に開口していない状態である（図 12-5, 表 12-3）.

(3) スワイヤー症候群,完全型アンドロゲン不応症候群,MURCS 連合（Mayer-Rokitansky-Küster-Hauser 症候群 II 型）などは ambiguous genitalia を呈さないので,典型的な DSD と比べると診断時期が遅れやすい.

(4) DSD をきたす疾患の中で頻度が高くて重要なものは,先天性副腎（皮質）過形成（congenital adrenal hyperplasia：CAH）,アンドロゲン不応症候群（androgen insensitivity syndrome：AIS）,混合型性腺発生異常症（mixed gonadal dysgenesis：MGD）および卵精巣性性分化異常症（ovotesticular DSD）である.

(5) CAH は症例数が特に多く,しかも早期診断・早期治療を要するので,DSD の児に対してはまず本症を疑って検査を進めるようにする.

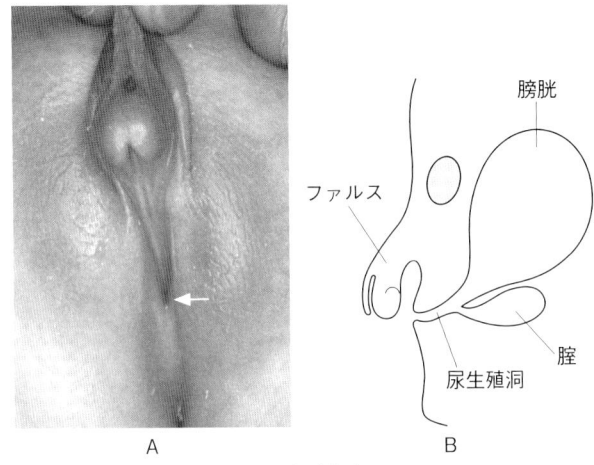

図 12-5 典型的な DSD

A：外性器形態は男性化徴候が強いものからほぼ正常女性に近いものまで幅があるが，本例はちょうど中間の形態である．もしこの患児が男性だとすれば陰茎は小さく，高度の尿道下裂があり，陰嚢は二分して小さく，精巣は触れない．もし女性だとすれば，陰核は肥大し，陰唇は陰嚢様であり，腟が前庭に開口しない（矢印は尿生殖洞口）．

B：多くの症例では腟が存在しても前庭に開口しないで，図のように尿道と合流して尿生殖洞を形成している．社会的性を女性にする場合は，腟のサイズと共に尿生殖洞の長さが手術の面から重要な要素になる．

● 診断

(1) 主訴は外性器異常であるが，これに加えて新生児・乳児で原因不明の嘔吐，哺乳力低下，脱水などを伴っているときは，塩喪失型の CAH の可能性がある．また尿道下裂に停留精巣の組み合わさった症例は DSD の可能性があることも念頭に置く．

(2) 問診では家族歴，血族結婚，妊娠中の男性化徴候の有無などを聞く．

表 12-3　DSD の外性器形態

男　性	女　性
陰茎発育不良 尿道下裂 陰囊発育不良 二分陰囊 停留精巣	陰核肥大 尿生殖洞 陰囊様陰唇 色素沈着

性が不確定な段階で，もし患児を男性とすれば陰茎の発育不良や尿道下裂，停留精巣などがあり，もし女性とすれば陰核肥大や尿生殖洞がある．

(3) 診察ではファルス（陰茎または陰核）の大きさ，尿道口の位置，腟口の有無，性腺触知の有無（鼠径部に触れることも多い），陰唇（陰囊）の形態，色素沈着，ほかの合併奇形の有無などを知る．症例によっては直腸診で子宮を調べる．なお，後天性の陰唇癒着（labial adhesion）を DSD と間違えてはいけない（図 12-6）．

(4) 臨床検査では染色体分析，生化学検査，電解質検査に加えて 17 ヒドロキシプロゲステロン（17OH-P），17 ヒドロキシプレグネノロン（17OH-Preg），テストステロン（T），ジヒドロテストステロン（DHT），デオキシコルチコステロン（DOC），コルチコステロン，ACTH などのホルモン測定，さらに症例によっては hCG/hMG，LHRH，ACTH などの負荷試験を行う．

(5) 形態学的検査では超音波検査，MRI，尿道・腟造影，内視鏡検査などを行い，性腺やミュラー管由来組織を調べ，腟の有無・形態や尿生殖洞の長さを知る（図 12-7）．

(6) CAH や AIS を除けば，多くの症例では確定診断のための性腺生検が必要である．性腺が触れないときや内性器の精査が必要な症例ではさらに腹腔鏡検査（または試験開腹）も行う（図 12-8）．

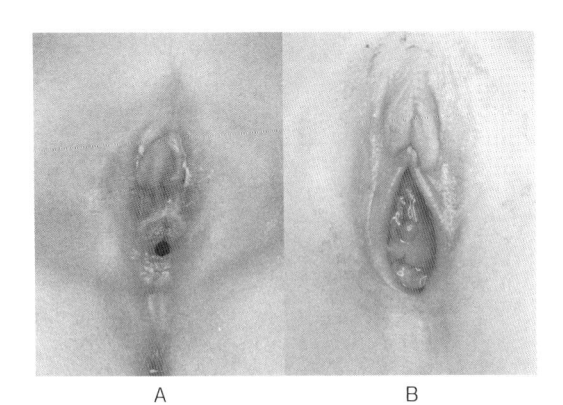

図 12-6　陰唇癒着

A：外陰部が異常にみえるが，小陰唇が中央で後天性に癒着しているだけであり（一部が丸く開いている），陰核の肥大や大陰唇の異常はないので DSD ではない．

B：陰唇癒着をゾンデではがすと，正常の尿道口と腟口が存在する．

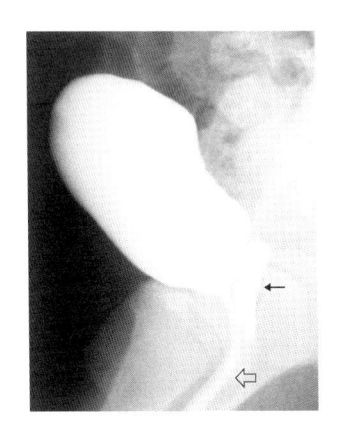

図 12-7　腟造影

DSD では腟の有無とサイズが性の決定にきわめて重要である．尿生殖洞口から逆行性に直接またはカテーテルを通して造影剤を注入するが，腟が存在するにもかかわらず，描出できないことがある．そのような場合は内視鏡検査で確認をする必要がある．本例では腟（←）が膀胱尿道の後面に認められ，比較的長い尿生殖洞（⇐）が存在している．尿道内にカテーテルが挿入されている．

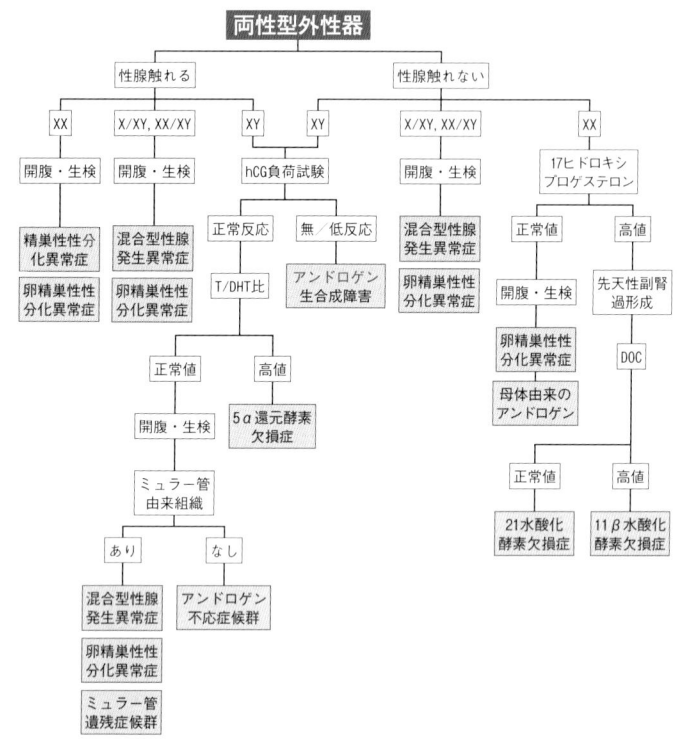

```
                        両性型外性器
          ┌───────────────┴───────────────┐
      性腺触れる                          性腺触れない
  ┌──────┬────┬────┐              ┌──────────┬──────┐
  XX  X/XY,XX/XY  XY    XY       X/XY,XX/XY        XX
  │      │        │      │             │            │
 開腹・  開腹・  hCG負荷  開腹・      開腹・      17ヒドロキシ
 生検    生検    試験    生検         生検       プロゲステロン
  │      │    ┌──┴──┐   │             │        ┌────┴────┐
精巣性性 混合型性腺 正常反応 無/低反応 混合型性腺     卵精巣性性   正常値    高値
分化異常症 発生異常症  │     │      発生異常症    分化異常症    │       │
  │      │   T/DHT比 アンドロゲン  │          母体由来の   開腹・  先天性副腎
卵精巣性性 卵精巣性性        生合成障害 卵精巣性性     アンドロゲン  生検    過形成
分化異常症 分化異常症 ┌──┴──┐           分化異常症                │       │
             正常値  高値                           卵精巣性性   DOC
               │    │                              分化異常症    │
            開腹・  5α還元酵素                                ┌──┴──┐
            生検    欠損症                                 正常値  高値
               │                                            │       │
            ミュラー管                                    21水酸化 11β水酸化
            由来組織                                      酵素欠損症 酵素欠損症
            ┌──┴──┐
           あり    なし
            │       │
          混合型性腺 アンドロゲン
          発生異常症 不応症候群
            │
          卵精巣性性
          分化異常症
            │
          ミュラー管
          遺残症候群
```

図 12-8 両性型外性器に対する鑑別診断

代表的な疾患について，主な検査の流れを記載したが，これら以外にも多くの症例でさらに詳細な内分泌検査，MRI，造影検査，内視鏡検査などが必要となる．一方，腹腔鏡検査（または試験開腹）は性腺の確認や生検，内性器の観察などのために行うが，両側性腺が触れる症例では原則として必要ではなく，生検のみを施行する．

T：テストステロン，DHT：ジヒドロテストステロン，DOC：デオキシコルチコステロン

> 46,XY 性分化疾患の一つであるアンドロゲン生合成障害は，コレステロールからアンドロゲンが合成される過程で関わる5種類の酵素の欠損により発生するので，5病型が知られている．常染色体劣性遺伝様式をとり，いずれもまれな疾患であるが，この中では比較的症例数の多い StAR 異常症（リポイド副腎過形成）は，hCG 負荷試験でテストステロンが無反応ないし低反応であるのに加えて，尿中 17-KS と 17-OHCS が異常低値を示し，17 水酸化ステロイド脱水素酵素欠損症では血中 DOC とコルチコステロンが異常高値を示すのが特徴である．

● 社会的性の決定

(1) 診断が確定したら，すみやかに社会的性を決定する．決定にあたっては単科ではなく，泌尿器科医，小児科医，内分泌科医などからなる医療チームが十分に検討して行うのが望ましい．CAH のように初めから性が明白な疾患もあるが，AIS や MGD のように選択に迷うものも少なくない．

(2) 性決定には多くの条件を考慮しなくてはならない（表 12-4）．これらの中で外性器と腟の形態が性機能の面から特に重要である．一般に新生児期のファルスが 1.5 ～ 2.0cm 以上あり，将来の発達が期待できるのであれば男性の選択が可能であり，腟が存在し，そのサイズが極端に狭小でなければ女性の選択が可能である．

(3) MGD などにおいて Y 染色体を持つ性腺は思春期後の腫瘍発

表 12-4　性決定に関わる条件

外性器・腟の形態
性腺のホルモン産生能
生殖能力
性腺の腫瘍発生
性染色体
家族・本人の意向

生が高いので，このことも性決定に関わってくる．
(4) 家族の意向も大切である．年長児以上であれば，本人の意向も尊重する．またすでに男性または女性として養育されている場合，性の変更は容易ではない．
(5) 性が決定し，適切な外科的内科的治療が行われても，成長してから自己の性の認識（gender identity）に問題が生じることがある．このため，DSD 患者は長期間にわたる十分なフォローが不可欠であり，必要に応じてカウンセリングなど精神面での支援を行える体制を整えておかなければならない．

● 先天性副腎過形成（CAH）

(1) DSD の中では最も患者数が多く，かつ重要な疾患である．副腎性器症候群とも呼ばれ，常染色体劣性遺伝様式をとる．類縁疾患として P450 oxidoreductase（POR）異常症がある．
(2) 副腎皮質のステロイド生合成に関わる酵素の欠損が原因であり，21 水酸化酵素，11β 水酸化酵素および 3β 水酸化ステロイド脱水素酵素が女性の DSD を引き起こす．このうち 21 水酸化酵素欠損症例が全体の 90％以上を占め，その 2/3 以上は塩喪失型である．また 11β 水酸化酵素欠損症では一般に高血圧を合併する．
(3) 外性器はさまざまな程度の男性化を示し，左右対称性であり，性腺はもちろん触れないが，DSD をきたすほかの疾患との鑑別は外見だけでは不可能である（**図 12-9**）．
(4) 外性器異常に加えて次のようなことがあれば，CAH を疑う．
① 同胞に CAH 患者がいる．
② 新生児・乳児期に原因不明の嘔吐や哺乳力低下がある．
③ 原因不明の高血圧がある．
④ 電解質検査で低 Na 血症，高 K 血症がある．
(5) 確定診断は内分泌検査による．17OH-P の著明な高値（±高 K 血症）があれば 21 水酸化酵素欠損症を，17OH-P と DOC の高値（±高血圧）があれば 11β 水酸化酵素欠損症を，17OH-Preg の高値があれば 3β 水酸化ステロイド脱水素酵素欠損症である．

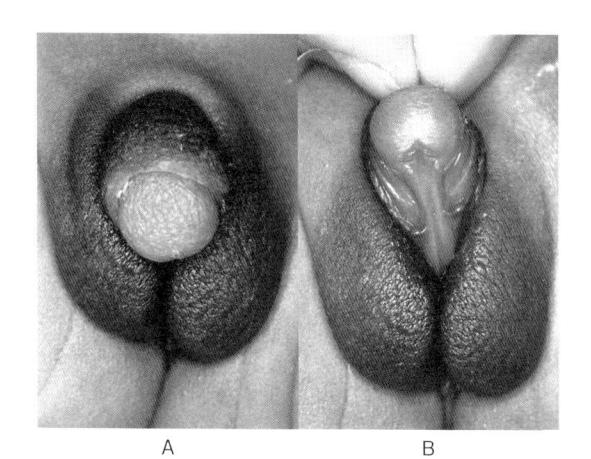

図 12-9 CAH（21 水酸化酵素欠損症の新生児例）
色素沈着が著明で，陰核はよく発達し，一見すると男児の尿道下裂のようであるが，もちろん精巣は存在しない．尿生殖洞を形成している（口絵参照（B））．

(6) 内科的療法は糖質コルチコイドの投与であり，塩喪失型であれば鉱質コルチコイド（フロリネフ®）を加える（外科的療法は後述）．
(7) 脳における性分化は胎生期・周産期に分泌されるアンドロゲンの量に影響されるので，本症では脳の男性化がすでにおこっている．このため成長してから性同一性障害に悩むことがあり，精神面でのケアも重要である．

● アンドロゲン不応症候群（AIS）
(1) X 連関劣性遺伝様式をとる 46,XY DSD の一つで，患者数は多い．
(2) 精巣からのアンドロゲン分泌は正常であるが，末梢組織におけるアンドロゲン受容体遺伝子の異常のために男性化障害をきたす．

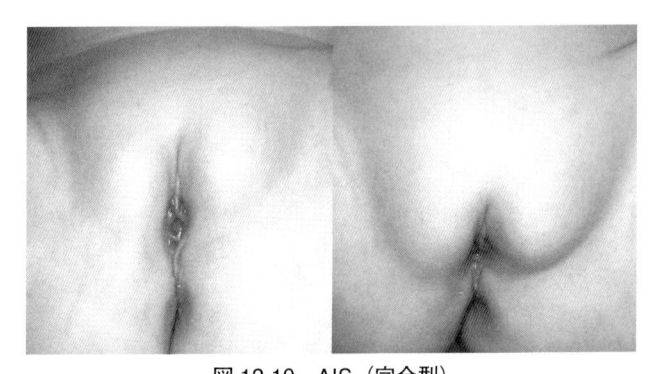

図 12-10　AIS（完全型）
外性器は完全な女性型であるが，両側鼠径ヘルニアがあり，内容物は精巣であった．腟は短く，盲端に終わる．

(3) AIS は表現型によって一般に①完全型 AIS，②不完全型 AIS，③部分的 AIS および④男性不妊症候群（male infertility syndrome）に分けられるが，不完全型 AIS と部分的 AIS を区別しない分類法もある．また①を完全型精巣性女性化症候群（旧称），②を不完全型精巣性女性化症候群，③をライフェンスタイン症候群と呼ぶこともあり，さらにライフェンスタイン症候群を不完全型精巣性女性化症候群に含める分類法もある．このうち両性型を呈するものは②と③であり，②は女性化徴候が強く，③は男性化徴候が強い．なお①は完全女性型，④は完全男性型を呈する（**図 12-10**）．

(4) 外性器形態は陰核肥大のみを示す女性型から高度の尿道下裂を示す男性型まで，さまざまな程度の異常を呈する．極端な女性型または男性型を示す症例は診断時期が遅れる．思春期後は乳房が発達するが，陰毛，腋毛はほとんど認めない（**図 12-11**）．

(5) 性腺（精巣）は陰嚢内から腹腔内までのあるゆる位置に存在する．また精巣を内容物とした鼠径ヘルニアをしばしば合併する．

(6) 腟は短く，盲端に終わり，ミュラー管由来の組織（腟上部，

性分化異常　159

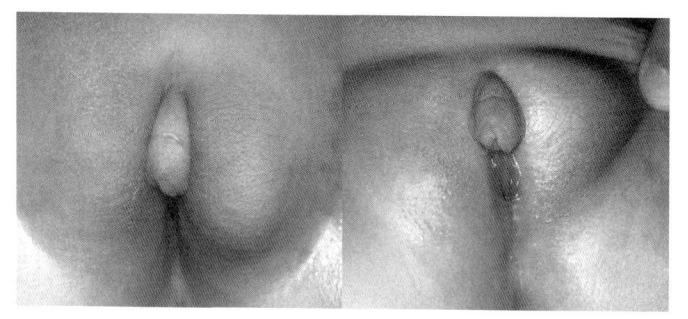

図 12-11　AIS（不完全型）
女性化徴候が優位なタイプであるが，尿生殖洞が存在する．性腺は左側は陰嚢内に，右側は鼠径部にあり，両側とも精巣であった．

子宮，卵管）は存在しない．
(7) hCG 負荷試験でテストステロンおよび DHT は正常であるが，これだけでは MGD やミュラー管遺残症候群との区別はできないので，腹腔鏡検査にてミュラー管由来組織が存在せず，両側性腺が精巣であることを確認する必要がある．
(8) 本症では思春期後に精巣腫瘍の発生率が高くなるので，社会的性の選択は女性が望ましい．その場合は精巣は早期に摘除し，思春期頃からエストロゲンやプロゲステロンの補充療法を行う．
(9) すでに男性として養育されていて，陰茎が極端に小さくないか，またはテストステロン投与に反応するものは，男性を選択する．その場合は尿道形成術などの男性化手術を行い，思春期後は腫瘍発生に注意する．

● 混合型性腺発生異常症（MGD）

(1) 性腺の一側が精巣，他側が線状性腺を示す非遺伝性疾患である．
(2) MGD は同じ線状性腺を持つためにターナー症候群に似たところもあり，翼状頸，外反肘，低身長などのターナー徴候を持つ症例が少なくない．

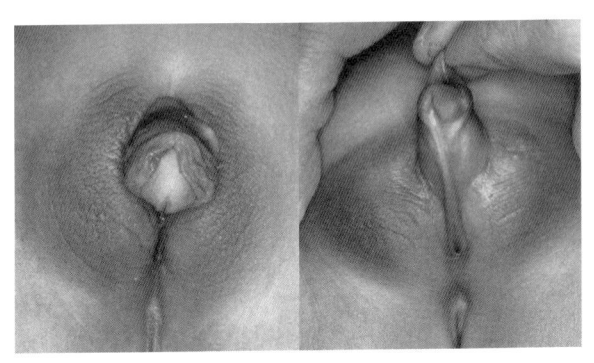

図 12-12 MGD
高度の尿道下裂の形態であるが，性腺は左側は腹腔内線状性腺，右側は鼠径部精巣であり，染色体は 45, X/46, XY のモザイクを示した．MGD の外性器は左右非対称のことが多いが，本例のようにほぼ対称性を示すこともある．

(3) 染色体は 45, X/46, XY のモザイクが多いが，46, XY のこともある．さらに Y 染色体の構造異常を認めるものが多い．
(4) 外性器は左右非対称性の異常を呈することが多いが，対称性のこともある．精巣は陰嚢から腹腔内までのさまざまの位置にあり，線状性腺の大多数は腹腔内にある（**図 12-12**）．
(5) 子宮，腟などのミュラー管由来組織が存在する．
(6) 診断では染色体のモザイクと片側の非触知性腺がポイントになるが，確定診断には腹腔鏡検査と性腺生検が必要である．線状性腺は文字通りきわめて小さい組織である．
(7) 本症では性腺腫瘍が発生しやすく，発生率は加齢とともに増加する．線状性腺だけでなく精巣にも発生するが，前者の方が高頻度である（75％以上）．ただし陰嚢内精巣については腫瘍発生率は高くないとする報告もある．
(8) 本症児の社会的性は，腫瘍発生の危険性を考慮すると，女性を選択する方がよい．しかし外性器の男性化が強く，かつ正常サイズの精巣が陰嚢内にあるような症例や，すでに男性として何年間も養育されている症例は男性の選択も可能である．

そのような場合は腫瘍発生を十分に監視し，長期間にわたるフォローアップを行う．
(9) 治療は性に合わせて女性化または男性化手術を行うが，線状性腺は必ず摘除しておく．

● 卵精巣性性分化異常症
(1) 一個体が卵巣と精巣を併せ持つ疾患であり，一つの性腺に精巣と卵巣が共存する卵精巣（ovotestis）もある．
(2) 性腺の左右の組み合わせは，卵巣：精巣，卵精巣：卵巣，卵精巣：卵精巣などさまざまであるが，全体としては卵精巣の性腺が最も多い．
(3) 染色体は 46,XX が多いが，46,XY や 46,XX/46,XY のモザイクもある．
(4) 外性器は両性腺組織の割合に応じて種々の程度の異常を呈する．性腺の位置もいろいろであるが，触知できるものは精巣または卵精巣である（**図 12-13**）．
(5) 性の選択はどちらも可能であり，内外性器の形態や形成手術の難易度，性腺機能などを総合的に評価して決定することになる．ただし男性を選択した場合，精巣腫瘍の発生がやや高く，将来の生殖能力は期待できない．女性を選択した場合は卵巣腫瘍の発生は高くはなく，また妊娠例が報告されている．
(6) 性の決定に合わせて精巣または卵巣，ミュラー管由来組織などが摘除される．しかし卵精巣の場合に一方の組織を残して他方を摘除するのは解剖学的に必ずしも容易ではないものがあり，やむをえず両者とも摘除することがありうる．

● 外科的療法
(1) 社会的性が決定されたら，それに合わせて男性化手術または女性化手術を行う．
(2) 手術は早期に実施すべきであり，特に患児が自己の性を認識する3歳ないし3歳半までには終えるのが望ましい．しかし腟形成術については，術後狭窄の予防のための腟拡張（ブジー）を定期的に行わなければならない症例もあるため，思

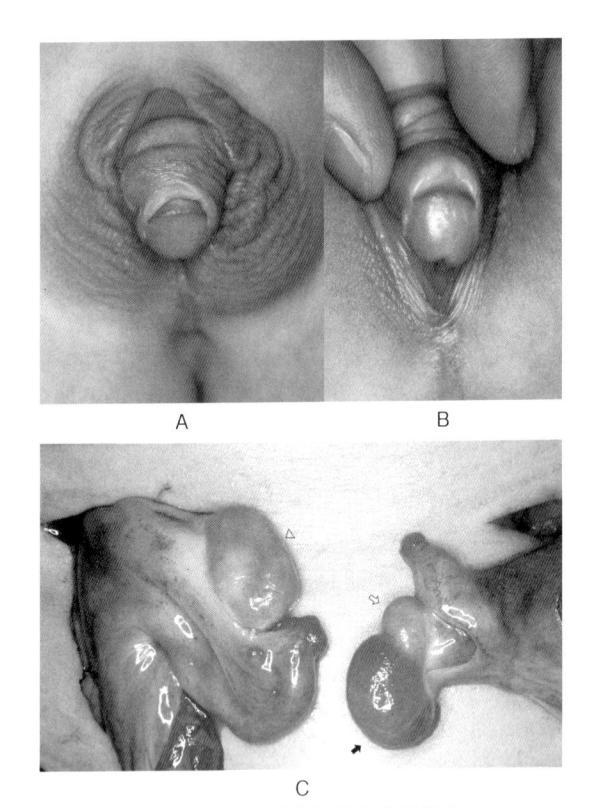

図 12-13 卵精巣性性分化異常症

外性器は高度尿道下裂に両側停留精巣を伴った形態であるが,試験開腹・性腺生検の結果,左側は卵精巣,右側は卵巣であった(⇐左卵巣,◄左精巣,◁右卵巣)(口絵写真(C)).

春期頃に実施した方がよいという考えもある.さらに,性は患者本人が決定すべきであるから,患者が成長して判断ができる年齢までは性の決定や手術は行うべきではないという極端な意見もある.

(3) 男性化手術には尿道形成術,陰嚢形成術,精巣固定術,卵巣

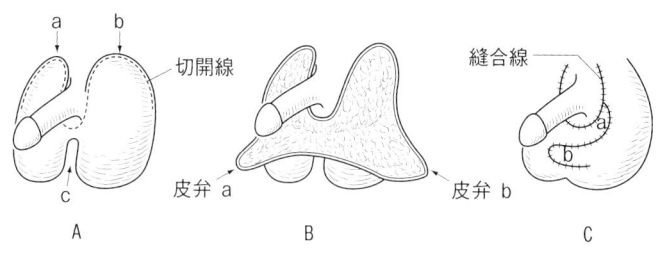

図 12-14 二分陰嚢に対する陰嚢形成術

A：陰茎の周囲に逆Ω字形の皮膚切開をおく．切開線は陰茎よりも上（腹側）に位置する陰嚢皮膚（a, b）の外縁に沿うようにする．
B：皮下を剥離して皮弁a, bを作製する．
C：aとbを互い違いに縫合する．

陰茎より下の位置で二分陰嚢が目立つときは，cの箇所（会陰の皮膚）を切除して左右陰嚢を寄せ合わせる．

摘除術，前立腺小室摘除術，子宮摘除術などがあり，女性化手術には陰核形成術，腟形成術，唇形成術，精巣摘除術などがある．ここでは陰嚢形成術，陰核形成術および腟形成術について述べる（尿道形成術については尿道下裂の項に記載した）．

A. 陰嚢形成術

(1) DSDでは高率に陰嚢の異常を伴うので，男性化手術としての陰嚢形成術は重要である．この手術は単独に行われることもあるが，しばしば尿道形成術と同時に行われる．陰嚢は二分陰嚢の形態異常が多いが，さらに高度になると陰茎前位陰嚢や陰茎陰嚢転位などを示す．

(2) 二分陰嚢では，陰茎根部のレベルよりも上部（腹側）にまで陰嚢組織があることと，会陰側で陰嚢が左右に分かれてその間に会陰皮膚が存在することが主な形態異常である．したがって陰嚢形成術はこれらを是正することに主眼がおかれる（**図12-14**）．

(3) 陰茎周囲から上部陰嚢におよぶ逆Ω字形の皮膚切開をおく．陰嚢部の切開線は陰嚢外縁に沿うようにし，先端は陰茎のレ

ベルまでとする.
(4) 切開した陰嚢皮膚を剥離し,左右の皮弁を作製する.これによって,陰茎よりも上部にあった陰嚢はすべて下部に移動することになる.
(5) 陰茎の下部で二つの皮弁を図のように互い違いに縫合するが,形成された陰嚢の形態が左右対称的になるように,一部を切除するなどの工夫をする.これとは別に,左右を(互い違いにせずに)正中で寄せ合わせる方法もある.
(6) 会陰側での陰嚢の分葉が目立つときは,正中の会陰皮膚を切除して左右陰嚢を寄せ合わせる.

B. 陰核形成術
(1) 本法には陰核を切除しない術式(clitoral recession)もあるが,これは陰核肥大がごく軽度の症例に限られる.多くの症例では次に述べるような陰核亀頭を残して体部を切除する術式(reduction clitoroplasty)が行われる(図 12-15).
(2) 亀頭にナイロン糸をかけて牽引しつつ以後の操作を行う.
(3) 冠状溝から陰核側面,腟前庭におよぶ皮膚切開をおく.
(4) 包皮(陰核背面の皮膚)を剥離し,中央で縦切開を加えて,2 枚の皮弁を作製する(小陰唇として利用).
(5) 陰核を脚付近まで十分に剥離し,背面の神経血管束(neurovascular bundles)と腹面の皮膚を体部から分離する.
(6) 体部の大部分を切除し,止血後に断端を縫合する.
(7) 亀頭肥大が目立つようなら,亀頭の両側または背面から楔形に部分切除する.
(8) 包皮の皮弁を適当なサイズになるようにトリミングを行い,前庭両側に下ろして「小陰唇」とする.

C. 腟形成術(皮弁法)
(1) 本法は陰核形成術と同時に行われることが多いが,単独に実施されることもある.
(2) 皮弁法(flap vaginoplasty)は腟口が低位で尿生殖洞が長くない症例に対して行われるが,半陰陽の大多数例は本術式の適応になる(図 12-16).
(3) 会陰に逆 U 字形の切開をおく(V 字形にしてはいけない).

図 12-15　陰核形成術

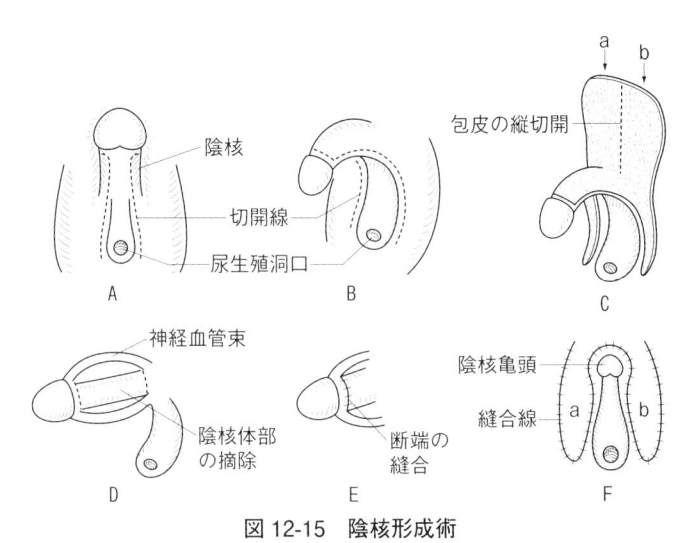

A, B：陰核から腟前庭にかけて図のような皮膚切開をおく．
C：包皮を剥離して中央で縦切開し，左右の皮弁 a, b を作製する．
D：陰核体部を根部まで十分に露出して切除する．このとき，背面の神経血管束を温存する．
E：断端を縫合する．もし陰核亀頭の肥大が目立つようなら，左右対称的に部分切除する．
F：包皮の皮弁を前庭両側に下ろして縫合し，「小陰唇」とする．

　この頂点から尿生殖洞に向かって別の切開を加える．
(4) U 字形皮弁を作製する．尿生殖洞を腟口まで縦切開を加え，さらにこれを腟壁にまで延長する．指を挿入して，狭隘部がないことを確認する．
(5) 皮弁先端を切開した腟壁に縫合する．残りの部分を**図 12-16-C** のように縫合する．
(6) 腟口がやや高位のときは，会陰の切開を U 字形ではなく H 字形にする方法がある．さらに高位で男性化が強い症例に対しては，① pull-through 法（Hendren 法），② Passerini-Glazel 法，③ partial urogenital sinus mobilization などの術式

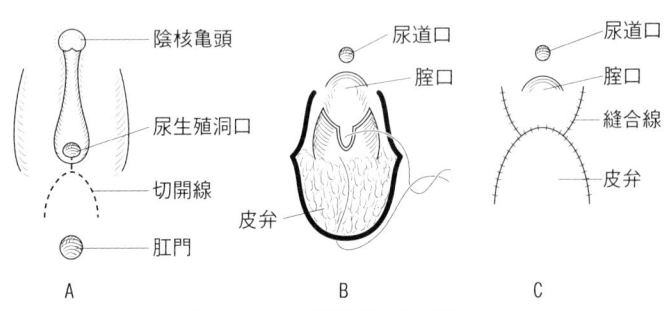

図12-16 腟形成術（皮弁法）

A：会陰に逆U字切開を加え，さらにこの頂点から尿生殖洞に向かって別の切開をおく．
B：U字形皮弁を作製する．尿生殖洞を腟口まで縦に切開を加え，さらにこれを腟壁の一部まで延長する．
C：皮弁先端を腟壁に縫合する．

がある．

● フォローアップ

　DSDは原疾患の種類や表現型により多様な病態があるが，患者の多くは長期間のフォローアップがきわめて重要である．フォローする内容は外性器の形態，性機能，内分泌機能，生殖機能，性腺腫瘍発生，心理面など多岐にわたる．

　① 外性器の形態：男性手術では，尿道下裂は高度例が多いために手術が難しく，成長過程で修正のための再手術が必要なことがある．女性化手術では，思春期後に陰核亀頭が目立ち過ぎて縮小手術が必要なことがある．
　② 性機能：男性では陰茎の発達が不十分なことがあり，女性では腟口狭窄をきたすことがある．
　③ 内分泌機能：性腺機能の障害や喪失のために性ホルモン分泌の低下や欠如があり，ホルモン補充療法が必要な患者が少なくない．さらにホルモン不応性の症例もあり，治療に難渋することがある．
　④ 生殖機能：性腺障害や染色体異常のために多くの患者は

不妊に陥る.
⑤ 性腺腫瘍発生：Y 染色体を持つ AIS や MGD では性腺腫瘍発生率が高いので，性腺が残っている患者は厳重な監視が必要である．
⑥ 心理面：上述のような種々の形態面，機能面での障害が続くことがあるために，多くの患者は深刻な心理上の問題をかかえて成長する．さらに性同一性障害もおこりうる．カウンセリングなどによる精神面での十分な支援がきわめて重要である．

参考文献

1) 寺島和光：性分化疾患の分類—特に邦訳について—．日本小児泌尿会誌 22：37-40, 2013.
2) Diamond DA, Yu RN：Sexual differentiation：normal and abnormal. Campbell-Walsh Urology, 10th ed., edited by Kavoussi LR, Novick AC, Partin AW et al, pp3597-3628, Saunders, Philadelphia, 2012.
3) Hughes IA, Houk C, Ahmed SF et al：Consensus statement on management of intersex disorders. Arch. Dis. Child. 91：554-563, 2006.
4) Reiner WG：Gender identity and sex assignment. In：Clinical Pediatric Urology, 4th ed., edited by Belman AB, King LR, Kramer SA, Martin Dunitz, pp985-993, London, 2002.
5) Passerini-Glazel G：Genitoplasty for congenital adrenal hyperplasia. In：Operative Pediatric Urology, 2nd ed., edited by Frank JD, Gearhart JP, Snyder HM, Churchill Livingstone, pp137-148, London, 2002.

13 女子の外陰部異常

I. 陰唇癒着

(1) 陰唇癒着（labial adhesion）は小陰唇が後天的に癒着する異常で，乳幼児に多くみられる（**図 13-1**）．
(2) 無症状で偶然発見されることが多いが，癒着が長期間続くと尿貯溜による外陰腟炎をおこしたり，膀胱炎症状を示すことがある．
(3) 小陰唇は正中で完全に癒着するか，あるいは排尿後などでは小孔が開いていることもある（**第12章「性分化異常」の図 12-6 参照**）．
(4) 本症を性分化異常によるものと誤ってはならない．
(5) 治療はゾンデで癒着をはがすだけでよい．炎症所見があればクロマイ-P 軟膏®などを塗布する．
(6) 本症はしばしば再発するが，幼児期を過ぎればほとんどおこさなくなる．

II. 腟欠損

(1) 腟欠損（vaginal agenesis）はミュラー管の発生異常が原因であるが，臨床的には Mayer-Rokitansky-Küster-Hauser 症候群でみられるものが多い．本症候群では腟欠損のほかに子宮欠損もあり，腎異常（欠損や変位）が約 1/3 に合併する．また Klippel-Feil 症候群も腟欠損を合併することがある．
(2) 性分化異常を呈さないために少児期に発見されることはまれで，多くは思春期に無月経を訴えて初めて診断される．
(3) 外陰部は正常の形態を示すが，腟は単なる凹みとして存在する（腟下部は尿生殖洞由来）．
(4) 片側腎の欠損がある小児に対しては，本症も疑って外陰部を精査すべきである（**図 13-2**）．

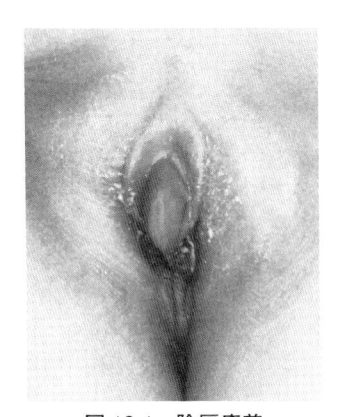

図 13-1　陰唇癒着
小陰唇が正中で完全に癒着して，尿道口や腟口がみえない（陰核包皮が長くみえるが，陰核肥大はない）．

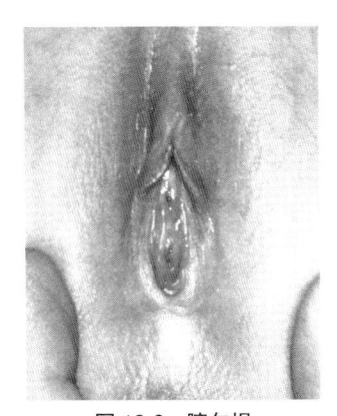

図 13-2　腟欠損
片側腎の欠損を伴った Mayer-Rokitansky-Küster-Hauser 症候群の症例．腟はわずかな凹みとして存在するだけである．

Ⅲ．処女膜閉鎖

(1) 処女膜閉鎖（imperforate hymen）は思春期の無月経で診断されることが多いが，新生児期に発見されることもある．
(2) 腟内に貯溜した液体（hydrocolpos や hematocolpos）のために，腟部の膨隆が見られる（**図 13-3**）．膨隆が著明なものは傍尿道囊腫との鑑別が必要である．
(3) 上部尿路の拡張や尿閉をひきおこすこともある．
(4) 治療は処女膜を切開，排液するが，同時に尿路拡張の有無も調べる．

Ⅳ．傍尿道囊腫

(1) 傍尿道囊腫（paraurethral cyst）はスキーン腺（傍尿道腺）の分泌管の閉塞によって発生するとされている．

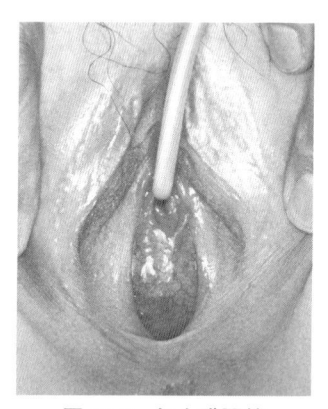

図 13-3 処女膜閉鎖
液体貯溜のために，腟部の著明な膨隆を認める（カテーテルは尿道に留置されている）．

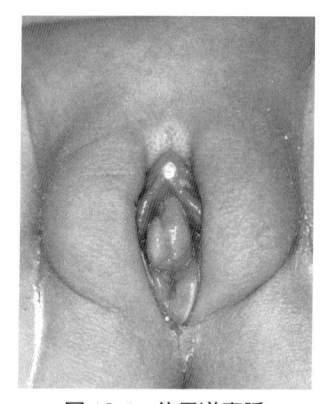

図 13-4 傍尿道囊腫
新生児に見られた症例で，大きい囊腫のために尿道口がみえない．

(2) 囊腫のサイズはさまざまであり，大きいものは尿道口から突出する（図 13-4）．排尿困難はおこさないが，尿線散乱などがみられる．
(3) 尿道から脱出した尿管瘤や膨隆の著明な処女膜閉鎖との鑑別が必要である．
(4) 新生児の囊腫は自然に消失することが多いが，大きいものが長期間存在する時は囊腫の穿刺や切開を行う．

V. 尿管瘤の尿道外脱出

(1) 異所性尿管瘤（ectopic ureterocele）が尿道から脱出することがある．
(2) 大きい瘤は腟前庭を占拠するために，尿道口だけでなく腟口も識別しにくい（図 13-5）．傍尿道囊腫との鑑別が必要である．
(3) 瘤は疼痛や出血の原因になるので，可能であれば応急処置と

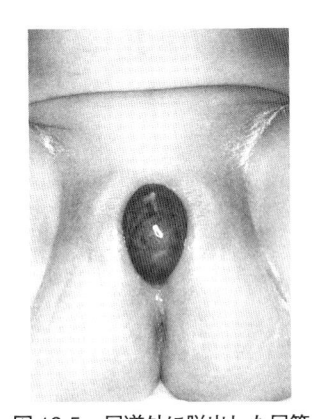

図 13-5 尿道外に脱出した尿管瘤
表面平滑でうっ血した瘤が腟前庭全体を覆っている.（口絵参照）

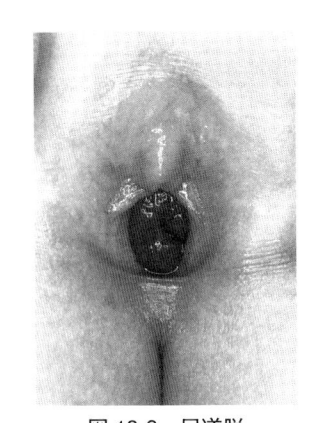

図 13-6 尿道脱
表面不整で赤紫色の粘膜が尿道口をとり囲んでいる.（口絵参照）

して用手的に瘤を膀胱内に還納しておく．瘤切開は行わない．
(4) 異所性尿管瘤はほとんどが上部尿路の重複を伴うので，精査後に瘤を含めた根治療法を行う．

VI. 尿 道 脱

(1) 尿道脱（urethral prolapse）は尿道粘膜が尿道外まで脱出する異常であり，幼児期におこりやすい．
(2) 尿道口をとり囲んで不整に盛り上がった赤紫色の粘膜を認める（図 13-6）．
(3) 治療は外翻した粘膜の切除術を行う．

参考文献

1) Rink RC, Yerkes EB：Surgical management of female genital anomalies, intersex (urogenital sinus) disorders, and cloacal anomalies. In：Pediatric Urology, edited by Gearhart JP, Rink RC, Mouriquand PDE, pp659-685, WB Saunders, Philadelphia, 2001.

14 陰茎の異常

I. 包　茎

(1) 包皮が翻転できないために亀頭が露出しない状態を真性包茎，露出する状態を仮性包茎という．

(2) 真性包茎は包皮口（包皮輪）の狭小が原因である．包皮口が広くても，包皮と亀頭の癒着のために完全に露出できないことがよくあるが，これは仮性包茎である（**図 14-1, 2**）．治療の対象になるのはほとんどが真性包茎であり，単に包茎といえばこれを指す．

(3) 真性包茎が占める割合は，新生児はほぼ10割，乳児は約8割，幼児は約6割，小学低学年では約4割，高学年では約2割，中学生は思春期前は約1割，思春期後は0.5割以下である．つまり真性包茎は生理的な状態であり，ほとんどが思春期かそれまでに仮性包茎に移行する．

> わが国では包茎（phimosis）を一般に真性と仮性に分ける．英語圏でも包皮（foreskin, prepuce）がretractableか否かという区別はするが，「真性」，「仮性」に相当する術語はないようである．その代わり，両者を一緒にしてphysiological phimosis，閉塞性乾燥性亀頭炎などが合併したものをpathological phimosisと呼ぶ分類がある．

1. 包茎の合併異常

包茎のために起こりうる問題には次のようなものがある．

A. 排尿障害（異常）

包皮口が狭いと，排尿時に包皮が風船状にふくらむ（バルーニング），尿線が細い，などの問題が起こる．包皮口が狭くなくても包皮が長いと，尿がまっすぐ前に飛ばずに上下左右に曲がったり散乱

陰茎の異常 173

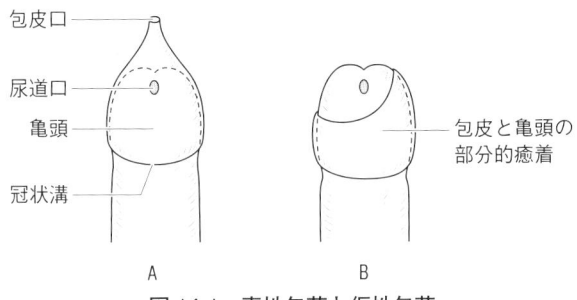

図 14-1 真性包茎と仮性包茎

A：真性包茎．
B：包皮の癒着のために亀頭が完全に露出しなくても，包皮口が広ければ仮性包茎である．

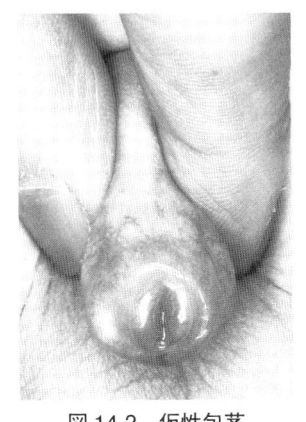

図 14-2 仮性包茎
包皮口が広いので，このような状態も仮性包茎というべきである．

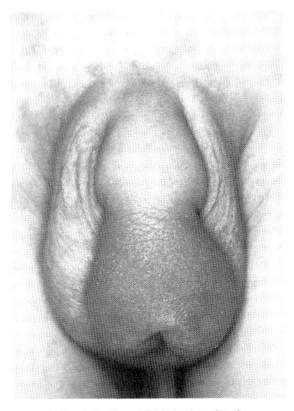

図 14-3 亀頭包皮炎
包皮の著明な発赤と浮腫がある．（口絵参照）

することがある．

B．亀頭包皮炎（balanoposthitis）

陰茎の先端やときには全体に発赤や腫脹があり，疼痛，膿汁分泌，排尿痛などを伴う．しかし罹患の頻度や炎症の強さと包茎の程度（包

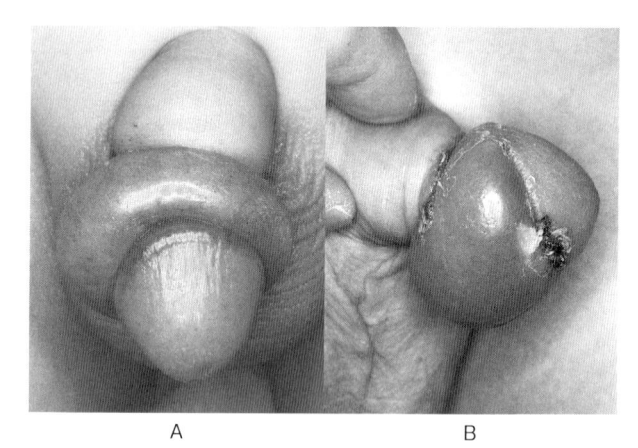

図 14-4 嵌頓包茎
A：包皮の著明な浮腫と亀頭の露出がある．
B：嵌頓後1日以上経過した別症例．冠状溝が強く絞扼されているが，亀頭の循環障害はほとんどみられない．（口絵参照）

皮口の広さ）は必ずしも一致しない（図 14-3）．

C. 尿路感染症

包茎のある新生児・乳児は，包茎手術を受けた児よりも尿路感染症にかかる頻度が高い．

D. 嵌頓包茎（paraphimois）

包皮口が狭い状態で包皮が無理にめくれると，冠状溝を絞扼して包皮や亀頭の循環障害をきたす．包皮の著明な浮腫をきたすが，排尿障害はおこさない（図 14-4）．

E. 閉塞性乾燥性亀頭炎（balanitis xerotica obliterans）

本症は包茎術後に発生することもあるが，一般には包茎に合併する．包皮口周囲が白く瘢痕化するが，同様の変化が亀頭や尿道口にもおよぶことがあり，尿道口狭窄の原因にもなる．包皮は翻転できない（図 14-5）．

F. その他

① 恥垢（smegma）は脱落した上皮細胞や分泌物が包皮内にたまって，黄白色のチーズの固まりのように見えるもの

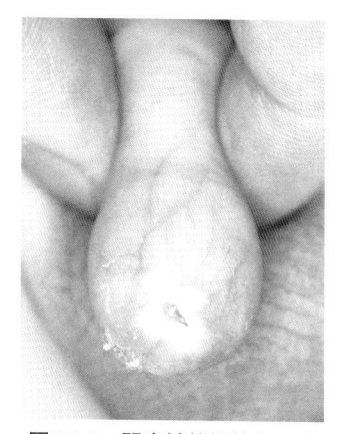

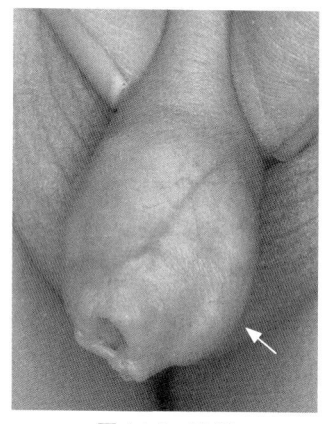

図 14-5　閉塞性乾燥性亀頭炎
包皮口周囲が白く瘢痕化している．
（口絵参照）

図 14-6　恥垢
皮下に黄白色の小塊として認められる．（口絵参照）

であり，ときに小腫瘤と間違えられることがある（**図14-6**）．
② 思春期頃の男子が包茎の状態を根拠なく異常であると思いこんで悩むことがある．

2. 合併異常の治療

(1) 自然治癒率の高さを考慮すれば，小児の包茎は原則として放置しておいてよいが，合併異常は治療が必要なことがある．
(2) 包皮口狭小や包皮過長による排尿障害は後述の保存療法（ステロイド軟膏療法）を行う．
(3) 亀頭包皮炎は抗生剤の軟膏や経口薬の投与により，約 1 週間で完治する．
(4) 嵌頓包茎は用手整復を試みる．両手を使い，示指と中指で陰茎をはさんでめくれた包皮を戻すようにすると同時に，拇指で亀頭を押しつける．浮腫が強いために整復できないときは，注射針で浮腫の数カ所を穿刺して排液させ，包皮をしぼませてから再度試みる．手術（絞扼部の切開術）が必要な症例は

きわめて少ない.
(5) 恥垢は病的なものではなく,感染の原因になることもなく,包茎が治れば自然に消失する.

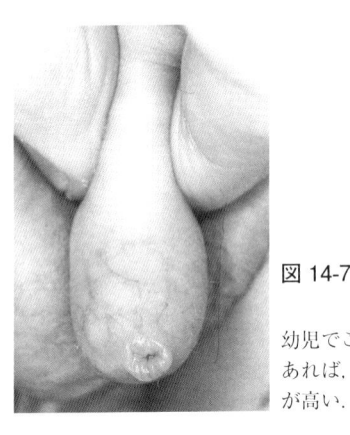

図 14-7 自然治癒が期待できる包茎
幼児でこの程度の包皮口径があれば,自然治癒する可能性が高い.

　イスラム教徒やユダヤ教徒は宗教上の理由で包茎の手術(割礼)を行う.アメリカと韓国も手術が一般化しているが,宗教的な背景はなく,いわば習慣で行われている.アメリカの影響のためか,わが国でも包茎は手術をした方がよいという考えが一部にあり,若い男性向けの雑誌も「包茎の害」を強調する.このような環境が思春期前後の男子に,包茎に対する誤解や無意味な劣等感をしばしばひきおこす.しかしわが国では,思春期までは真性か仮性かの違いはあっても包皮が亀頭を覆っているのが普通であるから,手術で亀頭を常に露出した状態にする方が不自然にみえて,逆にコンプレックスを持つことになるはずである.さらに包皮は組織学的に性的刺激を感知する構造を持つので,成人男性にとって決してむだなものではなく,sexual life に重要な役割をはたしているのである.

3. 包茎の治療

● 治療方針
(1) 乳児の包茎は原則として放置しておいてよいが，患児に尿路感染症や膀胱尿管逆流があるときは保存療法を行う．
(2) 幼児で包皮口の直径が5mm（5円硬貨の穴のサイズ）かそれ以上あれば，将来の自然治癒はほぼ100％期待できるので，やはり放置しておいてよい（図14-7）．
(3) 幼児で包皮口がピンホール状である，排尿障害がある，炎症をくりかえす，膀胱尿管逆流がある，あるいは親が包茎を気にしているなどの症例は保存療法を行う．
(4) 小学生でまだ真性包茎であっても，亀頭の一部でもみえるようであればやはり自然治癒が期待できるので放置しておいてよいが，親や本人が希望すれば保存療法を行う．

● 保存療法（ステロイド軟膏療法）
(1) 手術をせずに真性包茎を仮性包茎にする保存療法にはいくつかあるが，ステロイド軟膏療法は子供に苦痛を与えず簡単に行えて，しかも成功率が高い．
(2) 本法は包皮の用手的翻転とステロイド軟膏塗布を組み合わせたものである．包皮を指で陰茎根部方向にひっぱって翻転を試みる（めくるようにする）と同時に，包皮口に少量の軟膏を塗布する．包皮は子供が痛がらない程度に強くひっぱり，包皮口をできるだけ広げるようにするのが効果的である．また軟膏は包皮の表面というよりはできるだけ内側にすりこむようにする．
(3) 軟膏はキンダベート®やロコイド®など「中等度群」のステロイド外用剤を，1〜2カ月で約5g使用する．
(4) この方法を親に指導し，毎日1〜2回実施してもらうと，約2週間で効果が現れて包皮口が広くなり，約1カ月で70％以上の症例が仮性包茎の状態になる．ただし包皮と亀頭の癒着が部分的に残ることがあるが，これもいずれは剥がれてくるようになる．完全にめくれるようになったら軟膏塗布は中止

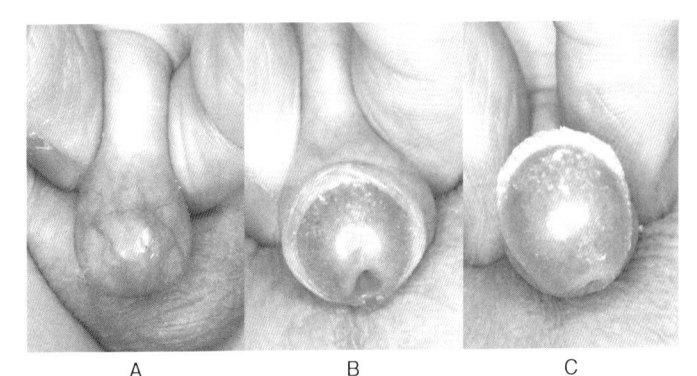

図 14-8 包茎の保存療法（ステロイド軟膏療法）
A：治療前の状態．包皮口はピンホール状である．
B：保存療法 2 週間目の状態．亀頭の約 1/3 が露出する．
C：保存療法 4 週間目の状態．亀頭は完全に露出する．

するが，翻転法だけは当分の間続ける（数日に 1 回，入浴時などに実施）．包皮は翻転してもそのままにしておかないで，その都度元に戻しておく．保存療法中止後に包皮口がまた狭くなることがあるが，その場合は再度本法を行う（**図 14-8**）．

● 手術療法の適応

手術療法は次のいずれかの症例に行うが，適応症例は実際にはきわめて少ない．

① 5，6 歳以上で保存療法がまったく無効で，かつ包皮口が狭い症例
② 閉塞性乾燥性亀頭炎があり，保存療法が無効な症例
③ 嵌頓包茎の既往があり，保存療法が無効な症例
④ 思春期後の真性包茎で，保存療法が無効な症例

● 手術術式

環状切除術（circumcision）が一般的であるが，術後は亀頭が常時露出するので，子供によってはかえって劣等感を持つ可能性があ

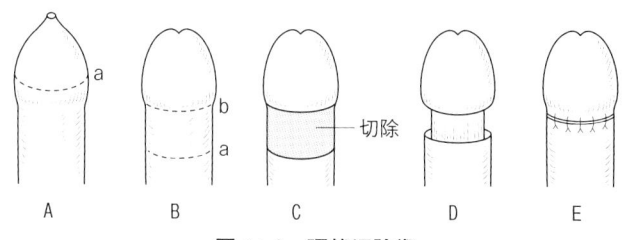

図 14-9　環状切除術
A：包茎の状態で環状切開 a をおく．
B：包皮を完全に翻転して別の環状切開 b をおく．
C：a，b にはさまれた包皮を切除する．
D，E：包皮外板と内板の両縁を縫合する．

る．このため包皮を切除せずに，包皮口を拡大するだけの術式（preputial plasty）を選択することもある．

A．環状切除術（図 14-9）
(1) 冠状溝より約 0.5cm 遠位の包皮外板に環状切開をおく．
(2) 包皮を翻転して陰茎根部方向にひっぱり，亀頭を完全に露出し，冠状溝より約 0.5cm 近位の内板にもう一つの環状切開をおく．包皮が翻転しにくいときは，ペアン鉗子で包皮口を広

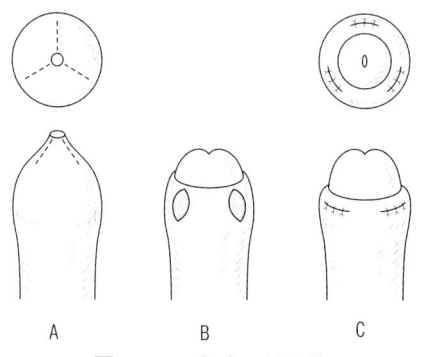

図 14-10　包皮口拡大術
A，B：包皮外板の 3 カ所に縦切開をおき，亀頭を露出させる．
C：切開部を横に縫合する．

げるか，短い背面切開を加えるとよい．
(3) 翻転していた包皮を包茎の状態に戻し，包皮口をひっぱりながら，二つの環状切開にはさまれた部分を切除する．
(4) 十分な止血後に外板と内板の両縁を吸収糸で縫合する．

B. 包皮口拡大術：Welsh法（図14-10）
(1) 包皮を根部分方向にひっぱりながら，4時，8時，12時の方向に外板を縦切開し，亀頭が容易に露出できるようにする．
(2) 切開部を横に縫合する．dog earができたら切除しておく．

参考文献

1) 増子洋，寺島和光，田尻雄大，他：ステロイド軟膏による小児真性包茎の保存的療法．小児外科34：1455-1460，2002．
2) 島博基，近藤宣幸，善本哲郎：外陰の先天異常．小柳知彦，村井勝，大島伸一（編）：新図説泌尿器科学講座5, pp128-137, メジカルビュー社，東京，1999．
3) American Academy of Pediatrics, Task Force on Circumcison : Circumcision policy statement. Pediatr 103 : 686-693, 1999.

II．尿道下裂

1．病　因

(1) 尿道下裂（hypospadias）とは，尿道が亀頭の正常位置に開口せずに，より近位の陰茎腹側や陰嚢部，会陰部などに開口する異常である．同時に陰茎は弯曲し（索変形，chordee deformity），亀頭は新生児期から露出し，包皮は背側が余剰で，腹側が欠損していることが多い．またしばしば二分陰嚢を伴う．尿道口は正常位置にありながら，索変形による陰茎弯曲だけがみられるもの（chordee without hypospadias）も広義の尿道下裂である．
(2) 胎児期に両側の尿生殖ヒダが癒合して尿道溝を完全に覆い，尿道海綿体を形成することによって男性尿道が作られるが，この癒合が不完全であると尿道下裂が発生する（**第12章「性分化異常」の図12-2参照**）．病因は不明であるが，胎児期の

アンドロゲン分泌不足や末梢組織のアンドロゲン感受性低下が指摘されている．本症は広く男性の女性化現象とみなすこともできる．
(3) 本症は単独の異常として発生することが多いが，他の疾患や症候群の合併所見としてみられることがある．特に性分化異常（DSD）をきたす疾患の多くはファルスが「尿道下裂」の形態を示す．尿路性器系の異常を合併しうる先天奇形症候群も尿道下裂の合併は多く，その中でも Fraser 症候群，Brachman-de Lange 症候群，Opitz 症候群，WAGR 症候群などはとりわけ合併頻度が高い（第 1 章「小児泌尿器疾患の診断」の表 1-2 参照）．

2. 病　態

● 分類

(1) 尿道下裂は尿道開口部によって亀頭部尿道下裂（glanular hypospadias），冠状溝部尿道下裂（coronal hypospadias）などのようにタイプが細かく分類される．その理由の一つは，尿道口の位置が手術術式の選択や手術成績に密接に関係するために，タイプが重要な意味を持つからである．一方，亀頭部から陰茎遠位ないし中部までの尿道下裂をまとめて遠位（型）尿道下裂（distal hypospadias），これ以下のものを近位（型）尿道下裂（proximal hypospadias）と呼ぶこともある（図 14-11）．
(2) 尿道口が近位にあるほど，尿道下裂としての程度が強い．つまり陰茎弯曲はより強くなり，二分陰嚢の頻度や程度がより高くなり，より女性的な形態を示す（図 14-12, 13, 14, 15）．

● 合併異常

(1) 本症に合併する異常（問題点）は尿道口狭窄，排尿障害，性交障害，陰茎発育不良，前立腺小室の拡張などである．
(2) 尿道口狭窄の合併は多いが，程度としては軽く，高度の排尿困難をきたすことはきわめてまれである．
(3) 近位型の尿道下裂では立位での排尿がうまくできない．

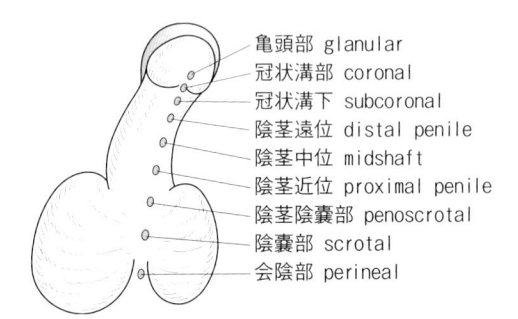

図 14-11 尿道下裂の分類

- 亀頭部 glanular
- 冠状溝部 coronal
- 冠状溝下 subcoronal
- 陰茎遠位 distal penile
- 陰茎中位 midshaft
- 陰茎近位 proximal penile
- 陰茎陰嚢部 penoscrotal
- 陰嚢部 scrotal
- 会陰部 perineal

尿道下裂は尿道口の位置によって亀頭部尿道下裂 (glanular hypospadias) から会陰部尿道下裂 (perineal hypospadias) までタイプが細かく分類されるが，これは臨床的に意味があるからである．これとは別に，陰茎遠位から陰茎近位までをまとめて陰茎振子部と呼んだり，亀頭部から陰茎遠位ないし中部までを遠位(型)尿道下裂 (distal hypospadias)，それ以下を近位(型)尿道下裂 (proximal hypospadias) に分類することもある．

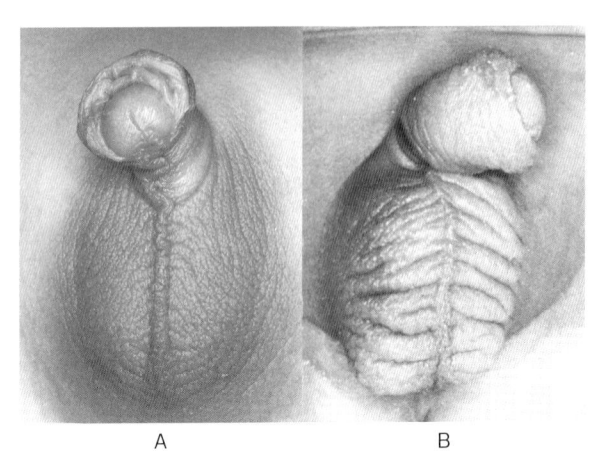

図 14-12　chordee without hypospadias (2例)

A：尿道口の位置は正常であるが，典型的な尿道下裂の形態を示す．陰茎は弯曲し，亀頭は露出し，包皮は背側が過剰で，腹側が欠損している．
B：陰茎は左に弯曲し，同時に捻転している．

陰茎の異常　183

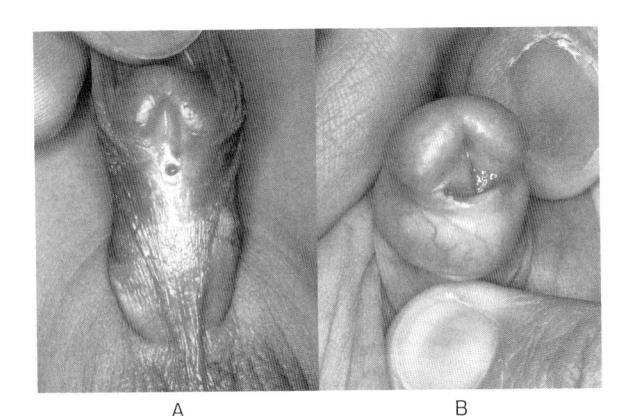

図 14-13　遠位型尿道下裂（2 例）
A：冠状溝下尿道下裂で，索変形はほとんどない．
B：尿道口が広いタイプ（いわゆる megameatus）．

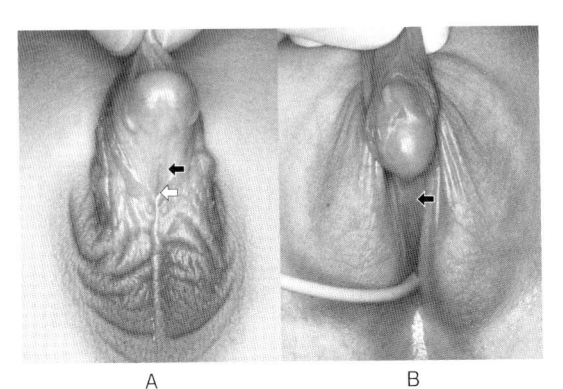

図 14-14　近位型尿道下裂（2 例）
A：陰茎陰嚢部尿道下裂で，中等度の索変形があり，両側停留精巣を
　合併している．←：尿道板，⇐：尿道口
B：陰嚢部尿道下裂で，高度の索変形と二分陰嚢を合併している．
　←：尿道板

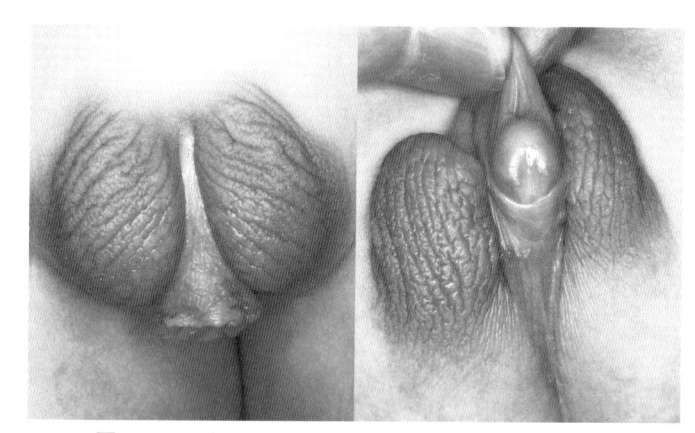

図 14-15 陰茎前位陰嚢（penoscrotal transposition）
尿道下裂ではこのような高度の陰嚢異常を合併することがある．
尿道口は megameatus を呈する．

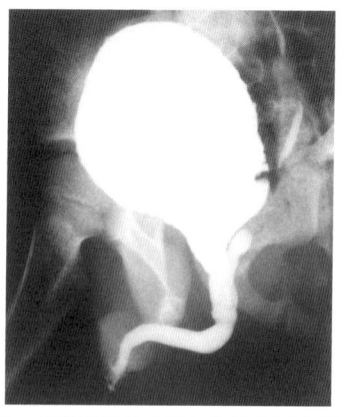

図 14-16 尿道下裂に合併した前立腺小室の拡張
排尿時膀胱尿道造影にて，前立小室（utricle）の拡張と
左膀胱尿管逆流を認める．

(4) 陰茎弯曲の強いものでは勃起時に陰茎が真っすぐにならないので，もし治療しなければ将来性交障害がおこる．
(5) 陰茎の発育不良例は少なくない．これは本人のコンプレックスの大きな原因になる一方，性交障害をもたらすこともある．
(6) 高度の尿道下裂ではしばしば前立腺小室（utricle）が憩室様に拡張する．サイズはさまざまであり，無症状のことも多いが，ときに尿停滞による感染や排尿障害をきたすことがある（図 14-16）．

3. 診　断

(1) 尿道下裂に特徴的な形態（尿道口の位置異常，亀頭露出，陰茎弯曲）を示す症例は出生時に診断されるが，冠状溝下尿道下裂などの軽度例では発見が遅れることがある．
(2) 尿道下裂が単独の異常か，DSD などの合併がないかを調べる．原則として全例に染色体分析を行う．高度例はさらに尿道造影も行って前立腺小室の形態をみる．停留精巣を伴うときは常に DSD の可能性を念頭におき，症例によっては性腺生検やホルモン検査を実施する．

4. 治　療

(1) 本症は原則として全例に手術療法（尿道下裂修復術 hypospadias repair）が必要である．
(2) 手術では尿道口を正常位置に形成するだけでなく，陰茎弯曲を是正し，二分陰嚢などの形態異常を治す．
(3) 手術は 1 歳半頃までに行うのが理想とされているが，手術の技術面や陰茎の発育状態などを考慮して，2〜4 歳頃に行うこともある．
(4) 高度の陰茎発育不良例に対して，術前に男性ホルモンを投与して発育を促すことがある．使用するホルモン剤は hCG 注，テストステロン注，テストステロン軟膏，ジヒドロテストステロン軟膏などであるが，投与による短期的，長期的副作用はほとんどないとされている．

● 陰茎弯曲に対する手術（orthoplasty）（図14-17）

(1) 陰茎弯曲の成因は単一ではなく，① 陰茎皮膚によるもの（いわゆる skin chordee），② Buck 筋膜や肉様膜（dartos fascia）の形成不全によるもの（chordee curvature），③ 陰茎海綿体の背側と腹側の不均衡によるものなどがある．① は軽度症例に，② は高度症例に多く，③ はまれである．

(2) 手術は一期的尿道形成術の工程に組み込んで行うことが多いが，二期的尿道形成術や chordee without hypospadias ではこれだけを単独で行うこともある．

(3) 手術直前に人工勃起（artificial erection）を行って弯曲の程度や部位を再確認する．陰茎根部を駆血し，細い翼状針を用いて亀頭に生食水を注射して調べるが，注射量が多すぎると正確な判定の妨げになるので注意する．

(4) 皮膚の剥離は肉様膜と Buck 筋膜の間の層で行い，剥離が終了した段階で再度人工勃起にて弯曲の有無を調べる．軽度例ではこれだけで治ることが多い．

(5) 皮膚剥離後も弯曲が存在する症例に対しては，背側の海綿体白膜を縫縮する方法（dorsal plication）や腹側の線維性索状組織を切除する方法（索切除術 chordectomy）を行うが，腹側白膜を横切開して欠損部に皮膚または精巣鞘膜のパッチ（graft）をあてる方法が必要な症例もまれにある．

　① dorsal plication：陰茎背側の時計方向 10 時と 2 時の位置でそれぞれ縫縮を行う方法と，12 時の位置（正中）で縦に 1～3 カ所行う方法があるが，後者の方が神経損傷が少ないとされている．前者では神経血管束（neurovascular bundles）を避けながら弯曲が最も強い箇所の白膜に二つの平行な横切開をおき，縫縮する．plication 後は再度人工勃起を行い，弯曲が残るようなら同じ操作を別の箇所に追加し，それでも直らなければ索切除術を行う．

　② 索切除術：腹側の尿道欠損部に存在する索状組織を丹念に切除し，白膜を露出させれば，高度の弯曲例でもほとんどが是正される．この操作後は，尿道口が相対的に後退する．

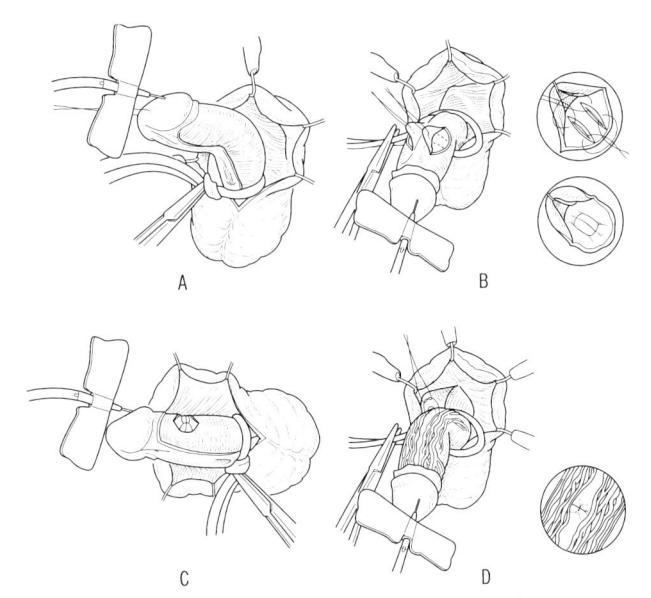

図 14-17 陰茎弯曲の是正（orthoplasty）

A：陰茎皮膚剝離後に人工勃起を行い，弯曲の程度や部位を調べる．
B：背側の10時と2時の時計方向で白膜に二つの横切開をおき，縦方向に寄せ合わせる．
C：再度人工勃起を行い，弯曲の是正を確認する．
D：背側正中で縦に plication を行う別の術式（Baskin 法）．
（Mingin G, Baskin LS：Management of chordee in children and young adults. Urol Clin N Am 29：277-284, 2002 より引用）

③ chordee without hypospadias に対する索切除術：尿道が存在しているために，その周囲を剝離することになる．この場合尿道の両側だけでなく，ときに陰茎海綿体との間も剝離しなければならないので，正常よりもさらに薄い尿道壁を損傷しないように十分に注意する．この操作でも直らないときは，尿道を切断して間に皮膚で作った新尿道を挿入する方法が必要となる．

小児泌尿器科の分野で，症例数が多くて手術が難しい疾患の筆頭はなんといっても尿道下裂であろう．経験豊かな医師が手術しても1，2割の症例に尿道皮膚瘻などの合併症が発生する．美容上の問題や排尿時の新尿道拡張などを合併症に含めれば，成績はもっと下がる．高度の尿道下裂では再手術例が少なくない．これまでに数多くの，実にさまざまなタイプの修復術が開発されてきているが，技術的に容易でしかも成功率の高い術式というのは残念ながらまだ登場していない．フィラデルフィア小児病院の John Duckett 教授（1936-1997）は米国を代表する偉大な小児泌尿器医の一人であるが，特に"hypospadiologist"としての功績が大きく，新しい手術法をいくつも開発した．氏が 1997 年に急逝したのは，とても惜しまれる．

● 尿道形成術（urethroplasty）

(1) 尿道形成術の術式には種々あり，尿道下裂の病型に応じてこれらを使い分けるようにする．手術経験を重ねると，それぞれの医師が得意とする術式が決まってくるものである．

(2) 本手術は腹腔鏡下手術と同様に，まず経験の豊富な医師の十分な指導を受けた後に初めて行うべきである．重大な術後合併症をおこした症例（いわゆる hypospadias cripple）に対する再手術，再々手術は非常に難しいだけでなく，完全に修復できないことさえある．

(3) 近位型尿道下裂でも一期的形成術が今日の主流ではあるが，全例にそうする必要はなく，状況によっては手術中に二期的手術に変更したり，最初から二期的手術で行うこともある．

(4) 術式は尿道板（urethral plate）を温存する方法と温存しない方法に大別される（**表 14-1**）．

(5) 口腔や膀胱の粘膜で新尿道を作製する特殊な術式は，複雑な再手術例などに用いられる．

(6) 手術には 3 〜 4 倍のルーペを使用するとよい．

表 14-1 主な尿道下裂修復術

尿道板を温存する術式
 MAGPI (meatal advancement and glanuloplasty)
 Mathieu 法（perimeatal-based flap 法）
 onlay island flap 法
 tubularized incised plate 法（Snodgrass 法）
索切除術を行う術式
 transverse preputial island flap 法（Duckett 法）
 OUPF Ⅳ法（小柳－野々村法）
 Snow-Cartwright 法
 遊離皮膚・粘膜移植術
 二期的修復術

○ tubularized incised plate 法（Snodgrass 法）（図 14-18）

(1) 尿道板を温存する代表的な術式で，尿道板を縦に減張切開することによって，十分な口径の尿道を作製する．
(2) 一般に遠位型尿道下裂に行われるが，索変形が軽度であれば近位型の症例も適応となる．
(3) 尿道口直下で環状切開をおき，皮膚を陰茎根部まで十分に剥離する（degloving という）．人工勃起を行い，高度の陰茎弯曲（索変形）がないことを確認する．軽度の弯曲は dorsal plication で是正する．
(4) 尿道口から亀頭先端近くまで二つの平行な縦切開をおき，尿道板を分離する．切開幅は陰茎サイズにより異なるが，一般に 4～8mm である．
(5) 尿道板を正中で深く切開して幅を広げる．
(6) 尿道板の両外縁を 6-0 号または 7-0 号の吸収糸で縫合して新尿道を形成する（尿道板を縦切開したために生じた欠損部の皮膚は短期間に再生する）．
(7) 包皮の肉様膜で新尿道を覆って尿道瘻発生を予防する．
(8) 亀頭および皮膚を正中で縫合して創を覆う．

○ transverse preputial island flap 法（Duckett 法）（図 14-19）

(1) 尿道板を温存しない代表的な術式である．
(2) 環状切開，腹側中央の縦切開，尿道口周囲の切開を行う．

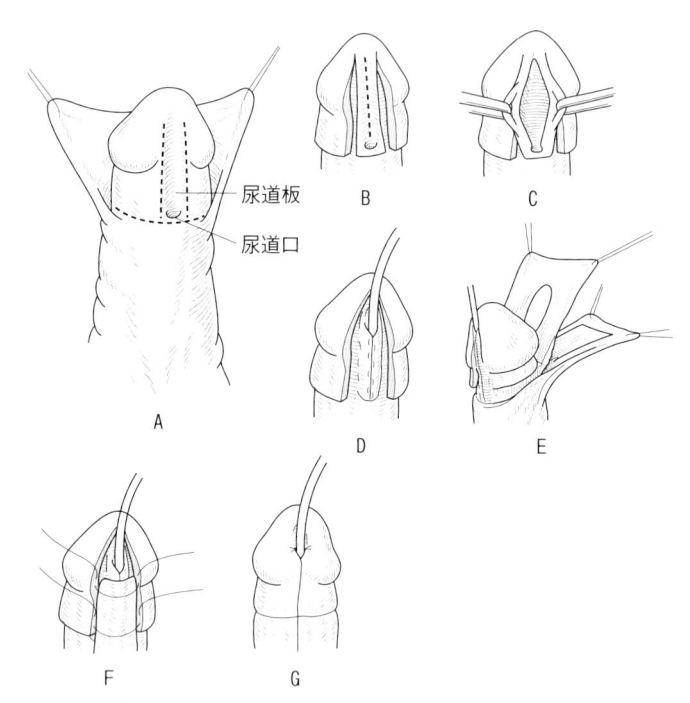

図 14-18 tubularized incised plate 法（Snodgrass 法）

A：尿道口直下の環状切開と尿道板分離のために2本の縦切開をおく．
B，C：尿道板を正中で深く切開して広げる．
D：尿道板の両外縁を縫合して新尿道を形成する．
E：包皮の肉様膜を剥離して新尿道を覆う．
F，G：亀頭および皮膚を正中で縫合する．

(Snodgrass WT：Tubularized incised plate（TIP）hypospadias repair. Urol Clin N Am 29：285-290, 2002 より引用)

(3) 陰茎根部までの degloving，索切除術および尿道遠位端の剥離を行う．
(4) 包皮内板から横長の長方形の有茎皮弁（transverse preputial island flap）を分離する．皮弁の幅は約 15mm で，長さは欠損尿道よりも少し長めにとる．

(5) 皮弁で尿道管を作製する．連続縫合の場合でも，管の長さが後で調節できるように遠位端は結節縫合にしておく．
(6) 亀頭内に尿道管を通すトンネル（glans channel）を作製する．亀頭を広げただけのトンネルでは不十分で，組織の一部も切除する（トンネルの代わりに亀頭を正中で切開して管を埋没する術式もある）．
(7) 尿道管の縫合線が背側に向くようにして近位端を旧尿道と，遠位端を亀頭と吻合して新尿道を形成する．
(8) 背側皮膚を正中で縦切開し，左右から腹側に移動させて創を覆う（この操作をByars法にちなんで"byarizeする"といい，また移動した皮膚を"Byars flap"と呼ぶ）．

● Snow-Cartwright法（図14-20）

(1) Duckett法では新旧尿道の吻合のために全周性に縫合するので，術後に狭窄が発生することがある．Snow-Cartwright法では狭窄の可能性はほとんどなく，また皮弁先端の血流障害もおこしにくい．本法は尿道欠損部が非常に長い症例も適応となるが，一方では皮膚切開のデザインが難しいという問題もある．なお，本法はyoke法とも呼ばれる．
(2) 冠状溝下を環状に切開し，deglovingと索切除術を行う．尿道口をとり囲むように別のU字形切開をおき，これを延長して背面を一周する．両切開線に囲まれたリング状の皮弁で尿道管を作製するので，U字形の幅は約15mmとし，両側面および背面の幅はその半分よりやや広くとるようにする（8〜9mm）．
(3) 皮弁の血流をつかさどる肉様膜を皮膚から剥離し，これにボタン穴（buttonhole）を開けて陰茎をくぐらせ，皮弁を腹側に移動させる．
(4) 皮弁のリング内側を縦に縫合，閉鎖して尿道管背側を形成する．次に外側（腹側）を縫合して尿道管を完成させる．
(5) glans channel内に尿道管を引き込み，余剰な先端を切除し，亀頭と吻合して新尿道を形成する．
(6) 背側皮膚をbyarizeし，創を覆う．

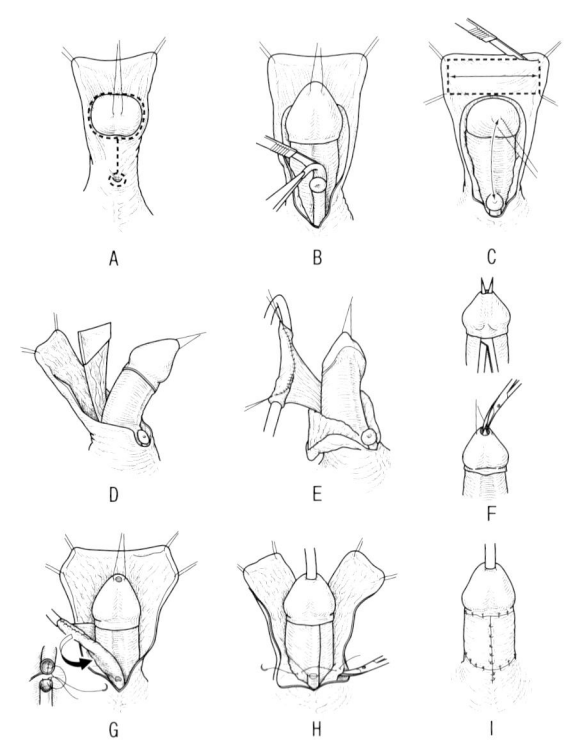

図 14-19　transverse preputial island flap 法（Duckett 法）

A：環状切開，陰茎腹側中央の縦切開，尿道口周囲の切開をおく．
B：陰茎根部までの剥離，索切除術，尿道遠位端の剥離を行う．
C：包皮内板から幅約 15mm の有茎皮弁を分離する．
D，E：皮弁で尿道管を作製する．管の遠位端は結節縫合とする．
F：亀頭内にトンネルを作製する．組織の一部の切除も必要である．
G：尿道管を腹側に廻し，縫合線が背側を向くようにして旧尿道と吻合する．
H，I：尿道管を亀頭内に通し，皮下組織および皮膚を縫合する．
（文献 3 より引用）

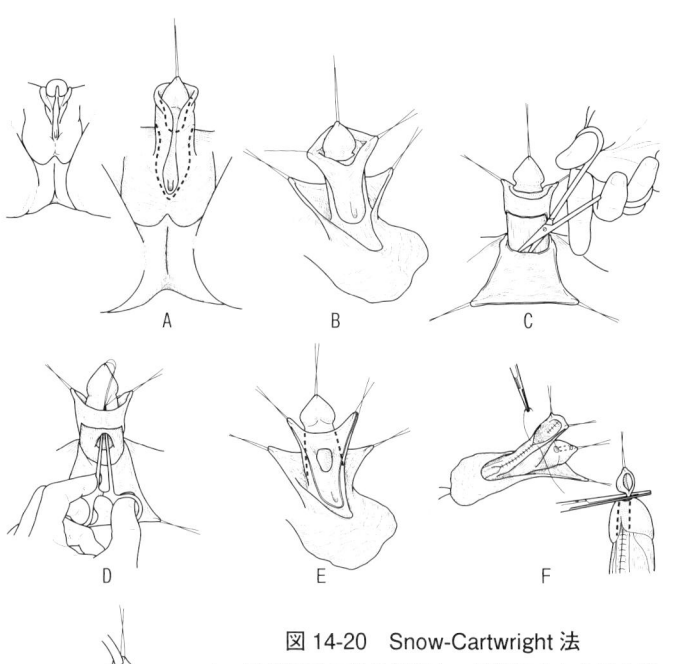

図 14-20 Snow-Cartwright 法

A：冠状溝下の環状切開と，尿道口をとり囲み陰茎背側を一周する別のU字形切開をおく．
B：陰茎根部まで露出し，索切除術を行う．リングのある皮弁ができる．
C：背側で肉様膜と皮膚を分離する．
D：肉様膜にボタン穴を開けて陰茎をくぐらせ，皮弁を腹側に移動させる．
E：腹側に移動した皮弁．
F：皮弁のリング内側を縫合して尿道管背側を形成し，次に外側を縫合して尿道管を完成させ，亀頭内を通す．余剰な先端部は切除する．
G：皮膚縫合．

(Snow BW, Cartwright PC：Yoke hypospadias repair. J Ped Surg 29：557-560, 1994 より引用)

● 遊離皮膚移植術（Horton-Devine 法）

(1) 皮膚切開と剥離，索切除術は Duckett 法に準じる．
(2) 包皮内板から幅が約 15mm の長方形の皮片（graft）を遊離する．
(3) 皮片の脂肪を取り除き，尿道管を作製する．旧尿道口を縦切開して口径を広げ，尿道管と吻合する．この時尿道管の縫合線が背側を向くようにする．
(4) 亀頭は正中で切開するか glans channel とし，尿道管を入れる．皮下組織で新尿道を覆い，皮膚を縫合する．
(5) 皮膚の代わりに口腔や膀胱の粘膜を graft とし用いる方法もある．

● 二期的尿道形成術（図 14-21）

(1) 冠状溝下の環状切開と尿道口までの正中切開をおき，degloving と索切除術を行う．
(2) 亀頭を切開して左右に広げるが，中央の溝が深いものでは両側を切開して溝を二期目の手術に利用する．
(3) 背側皮膚を byarize して創を覆う．
(4) 二期目手術は 6 〜 12 カ月後に行う．尿道口をとり囲む長い U 字形切開をおき，両縁を中央で寄せて新尿道を形成する．

5．術後合併症とフォローアップ

● 術後合併症

(1) 尿道下裂修復術後の合併症には尿道皮膚瘻，尿道口狭窄，尿道狭窄，尿道口後退，尿道拡張，尿道憩室，陰茎弯曲，美容上の問題などがあり，特に頻度が高いものは尿道皮膚瘻，尿道口狭窄および尿道口後退である．
(2) 尿道皮膚瘻は術後すぐに発生することが多いが，数カ月後に発生することもある．小さい瘻孔は自然閉鎖が期待できるが，尿道口狭窄があると治りにくい（瘻孔閉鎖術は後述）．
(3) 尿道口狭窄に対してはブジーによる尿道口拡張や尿道口切開術を行う．
(4) 新旧尿道の吻合部狭窄に対しては内視鏡下に狭窄部を切開す

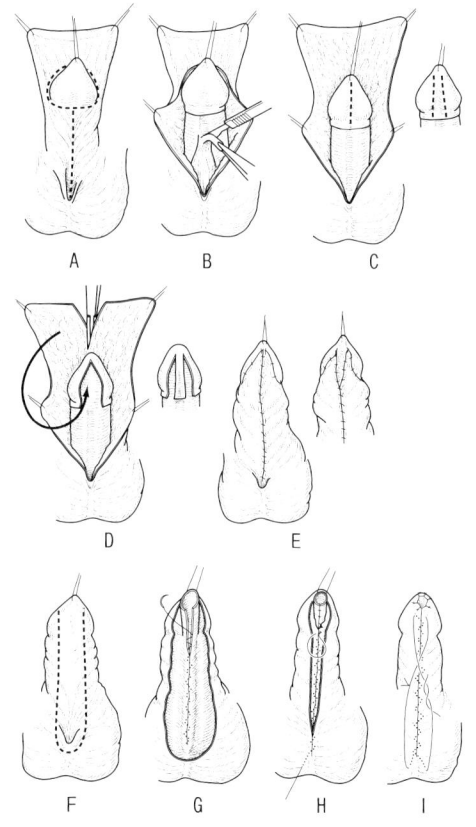

図 14-21　二期的尿道形成術

A, B：環状切開と陰茎腹側の縦切開を行い，根部まで剥離し，索切除術を行う．
C：亀頭の溝が浅い時は正中で切開し，深い時は溝の両側を切開する．
D, E：背側皮膚を中央で切開して腹側に廻し，縫合する．
F：二期目手術の皮膚切開線．
G, H, I：両縁を寄せて尿道を形成し，皮下組織，皮膚を縫合する．
（文献3より引用）

るが，これで治せないときは開放手術を行う．狭窄部が長い症例は Johanssen 法などの二期的形成術が適応になる．

(5) 排尿時に新尿道が過度に拡張，膨隆する状態（urethrocele）も多い合併症であり，特に尿道口狭窄があるとおこりやすい．軽度例は放置しておいてよいが，排尿後の尿漏出（post-voiding dribbling）がみられたり尿路感染症をひきおこすような高度のものは外科的に治す．拡張した尿道をいったん開いて縫縮し，多層に閉鎖する．尿道憩室も手術が必要である．

(6) 陰茎弯曲は不完全な索切除術，短すぎる新尿道，瘢痕形成などが原因でおこる．年少児期には目立たなかった弯曲が思春期に顕著になる例もある．弯曲の治療は難しい．陰茎を完全に露出して瘢痕組織を取り除き，dorsal plication や索切除術を再度行うが，これでも是正できないときは，いったん尿道を切断してから再建術を行う．

(7) 陰茎皮膚の凹凸や不整，左右の不対称など美容上の問題も患者にとっては重要であり，ときには深刻な悩みの原因になるので，可能なかぎり治すようにする．

● 尿道皮膚瘻閉鎖術（Durham-Smith 法）（図 14-22）

(1) ピンホール状の瘻孔であれば単純な閉鎖術でよいが，大きいものは本術式の方がよい．
(2) 瘻孔の両側に蝶形の皮膚切開をおき，皮下組織を十分につけた皮弁を左右に作製する．
(3) 尿道瘻を閉鎖する．
(4) 皮弁の一つの表皮を除き，これで瘻孔閉鎖部を覆う．これをさらにもう一つの皮弁で覆う（vest-over-pants technique）．つまり最終的に瘻孔は2枚の皮弁で覆われたことになる．

● フォローアップ

尿道下裂修復術後の合併症はけっしてまれではなく，しかも何年も経過して初めて発生するようなこともある．また手術が成功し，外見的にも陰茎に問題がないと医師が判断しても，患者自身はコンプレックスを持っていることがある．このため思春期後までは必ず

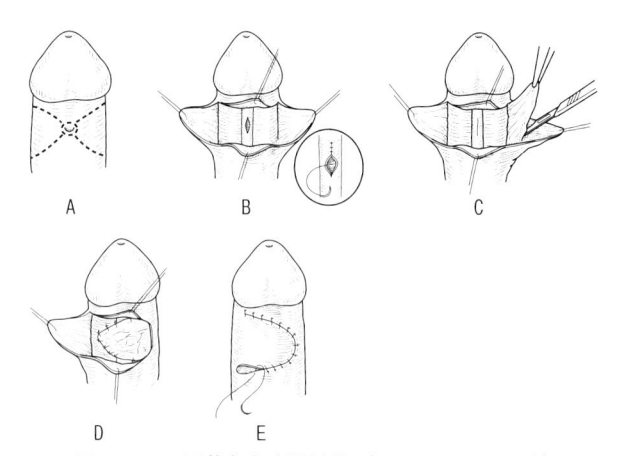

図 14-22 尿道皮膚瘻閉鎖術（Durham-Smith 法）
A：瘻孔周囲を環状に切開し，これを中心に蝶形の切開をおき，左右に皮弁を作製する．
B：尿道瘻を閉鎖する．
C，D：皮弁の一つの表皮を除き，これで瘻孔閉鎖部を覆う．
E：もう一つの皮弁で創を覆う．
(Retik AB, Atala A：Complications of hypospadias repair. Urol Clin N Am 29：329-339, 2002 より引用)

フォローすべきであり，必要に応じてカウンセリングなどによる精神面のケアも行わなければならない．

参考文献

1) Snodgrass WT, Shukla AR, Canning DA：Hypospadias. In：Clinical Pediatric Urology, 5th ed., edited by DocimoSG, Canning DA, Khoury AE, pp1205-1238, informa, London, 2007.
2) Duckett JW：Hypospadias repair. In：Operative Pediatric Urology, 2nd ed., edited by Frank JD, Gearhart JP, Snyder HM, pp149-160, Churchill Livingstone, London, 2002.
3) Cilento BG, Atala A：Proximal hypospadias. Urol Clin N Am 29：311-328, 2002.

Ⅲ. その他の陰茎の異常

1. ミクロペニス(小陰茎)

(1) ミクロペニス(micropenis, 小陰茎, 矮小陰茎)は,伸展した状態の陰茎長が正常の-2.5SD以下の発育不良の,形態的には正常の陰茎をいう.一般に陰茎長が新生児・乳児で2.0cm以下,5歳で2.5cm以下,10歳で3.0cm以下であればミクロペニスである(図14-23).
(2) 陰茎の長さは正確に測定しないと,実際よりも短く判定される可能性がある.
(3) 本症は内分泌系の異常によることが多いが,原因不明のもの(特発性)もある.Prader-Willi症候群,Kallmann症候群,Down症候群,Klinefelter症候群など性腺機能不全をきたす多くの先天奇形症候群がミクロペニスを呈する.
(4) 治療はテストステロンの全身投与を行う.幼児ではエナント酸テストステロン25mgを3〜4週毎に3〜4回筋注する.
(5) テストステロン療法の効果が不十分な症例は,5α還元酵素欠損症やアンドロゲン不応症候群の可能性がある.

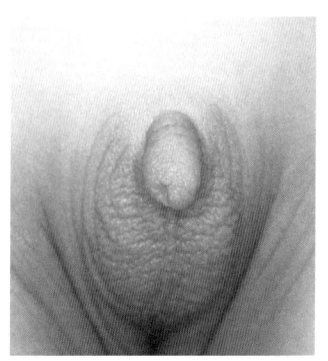

図14-23 ミクロペニス

2. 埋没陰茎

(1) 埋没陰茎（buried penis, concealed penis）は，ミクロペニスとは違って陰茎のサイズは正常であるが，皮下に埋没しているために小さくみえる状態である（**図 14-24**）．
(2) 原因の多くは恥骨上の脂肪層が厚いためなので，乳幼児や年長肥満児によくみられる．しかし陰茎皮膚の不足や，陰茎根部で皮膚が陰茎体部（Buck 筋膜）から異常に離れているために起こることもある．包茎が埋没状態を強めていることもある．
(3) ほとんどの埋没陰茎は成長と共に改善されるので，特別の治療は行わなくてよい．しかし改善傾向がなく，程度が強い症例は手術も必要である．術式には Devine 法や Boemers 法がある．
(4) 翼状陰茎（webbed penis）は，陰茎腹側の皮膚が少ないために水かき状を呈する（皮膚がつっぱる）状態であり，埋没陰茎に似る．この場合も大多数は成長に伴う改善が期待できるが，高度例は手術を行う．

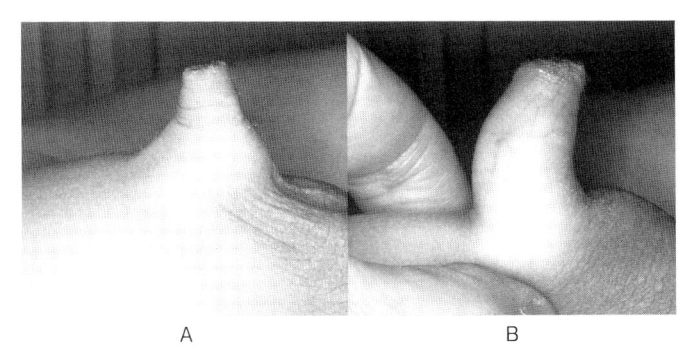

図 14-24 埋没陰茎
A：厚い脂肪層のために陰茎は埋没している．
B：脂肪層を圧して正常サイズの陰茎を確認する．このような軽度例では経過観察でよいが，高度例は手術が必要なこともある．

3. 傍尿道口嚢腫

(1) 傍尿道口嚢腫（parameatal cyst）は，後天的に尿道口に発生する嚢腫で，傍尿道腺管の閉塞による貯留嚢胞であるとされている（図 14-25）．
(2) 小児にときどきみられるが，真性包茎があると発見が遅れる．
(3) 自然治癒は期待できないので，大きいサイズの嚢腫は小学校入学頃までに治療した方がよい．嚢腫を鋏で部分切除（unroofing）する．

4. 重複陰茎

陰茎の重複（diphallia）はまれな異常である．種々のタイプがあるが，図 14-26 のような二分陰茎が多い．本症は尿路系や他臓器の異常を合併することがある．治療は一方の陰茎を切除し，再建術を行う．

5. 陰茎欠損

陰茎欠損（aphallia）はきわめてまれな異常である．核型は 46,

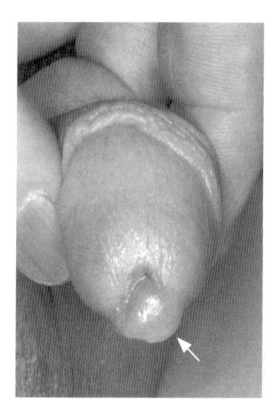

図 14-25　傍尿道口嚢腫
　　（口絵参照）

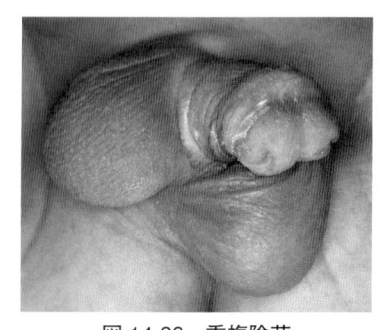

図 14-26　重複陰茎
二分陰茎のタイプである．陰嚢の形態異常を伴う．

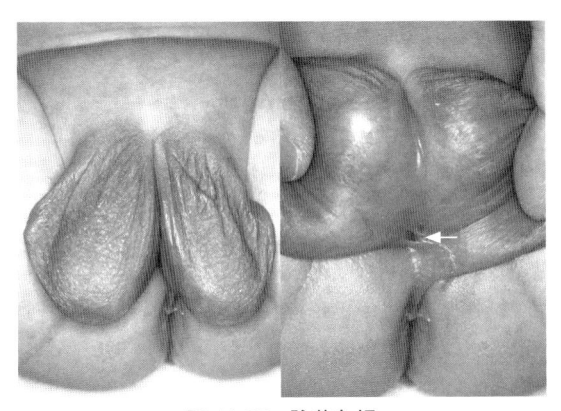

図 14-27　陰茎欠損
陰茎は完全に欠損し，尿道口（矢印）は肛門に近く位置する．
精巣は正常であるが，二分陰嚢がある．

XYで，精巣，陰嚢も存在する．しかし停留精巣，腎欠損，鎖肛などの異常を合併しやすい（**図 14-27**）．社会的性は女性が選択されるので，それに沿った形成術を行う．

参考文献

1) 佐々木悟郎，長谷川奉延，松尾宣武：ミクロペニス．小児科診療 65：1579-1583，2002．
2) 林祐太郎，小島祥敬：埋没陰茎，翼状陰茎に対する手術．野々村克也，山口脩（編）：小児泌尿器科手術，pp145-148，メジカルビュー社，東京，2000．

15 停留精巣と遊走精巣

1. 精巣の位置異常と欠損

● 停留精巣（cryptorchidism, undescended testis）

精巣が正常の下降経路の途中で停留して、陰嚢底部に下りていない状態である。停留部位別のおおまかな割合は、腹腔内は約10%、鼠径管内は20〜40%、陰嚢高位は50〜70%、また両側性は10〜25%である（図15-1）。

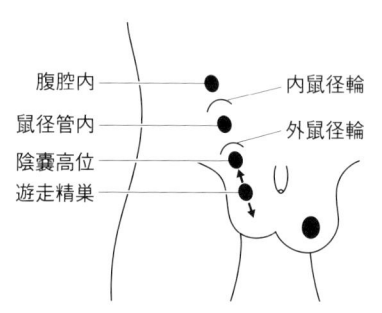

図15-1 停留精巣の分類

精巣の位置によって腹腔内（intra-abdominal）、鼠径管内または鼠径部（canalicular, inguinal）、陰嚢高位（high scrotal）、遊走精巣（migratory testis, retractile testis）に分類されるが、「鼠径管内」をさらに鼠径管内高位と低位に分類することもある。

● 異所性精巣 ectopic testis

精巣が正常の下降経路からはずれた異常位置にある状態である。位置は陰嚢外側が最も多いが、まれに恥骨部、会陰部、大腿部などにもある。

● 遊走精巣（移動精巣 migratory testis, retractile testis）

精巣が鼠径部と陰嚢内を移動する状態で、鼠径部から用手的に陰

囊内に下ろすと，しばらくそこに留まっている．停留精巣の軽度のものとの区別が難しいことがある．

● 精巣欠損（absent testis）
　精巣が欠損している状態をいうが，真の無発生はきわめてまれで，ほとんどの症例は正常に発生した精巣が出生前に捻転などがおこったために壊死，消滅した vanishing testis（消失精巣）である．

2. 病　態

● 精巣の下降と停留精巣の頻度
（1）腹腔内で発生した精巣は胎生3カ月頃に下降を開始し，8〜9カ月に陰嚢内に到達する．
（2）精巣下降には視床下部－下垂体－精巣系の内分泌環境が正常に機能していることが必須であるので，停留精巣は胎生期のゴナドトロピンやアンドロゲンなどの分泌低下が原因になりうる．また下降に重要な働きのある精巣導帯の異常など物理的な要因も考えられる．しかし病因はまだ十分には解明されていない．
（3）停留精巣は新生児の4〜7％に発生するが（低出生体重児や早産児ではもっと多い），生後3カ月には1.0〜1.6％に，1歳には0.8〜1.0％に減少する．つまり生後もまだ精巣の自然下降があるが，3カ月以後はほとんどみられなくなる．

● 停留精巣の病理
（1）停留精巣の組織障害（生殖細胞数の減少や成熟遅延，精細管径の減少，間質の線維化など）は生後4カ月にすでに始まり，18カ月を過ぎると著明になる．
（2）精巣の停留位置が高いほど，障害が強い．また片側停留精巣例で，対側の陰嚢内精巣にも軽度ながら同様の変化が認められることがある．
（3）精巣上体や精管の解剖学的異常（精巣上体と精巣間の分離や精管のループ状延長など）も合併しやすい．

3. 合併症

● 不妊症
(1) 男性不妊症の頻度は，片側の停留精巣例では約 10 〜 20％で，正常人とほぼ同じかやや高い程度であるが，両側例では 30 〜 60％とかなり高い．
(2) 高位停留精巣ほど不妊率は高くなり，特に両側腹腔内精巣例は非常に高い．
(3) 不妊症の原因は不明であるが，腹腔内や鼠径部の温度が陰嚢内よりも 1.5 〜 2.0℃ 高いために，精巣発育に悪影響をおよぼすという高温説，ホルモン分泌障害によるという内分泌環境異常説，精巣自体の内因的欠陥説などがある．抗精子抗体が陽性の患児も多い．精巣上体や精管の異常も関与している可能性がある．

● 精巣腫瘍
(1) 停留精巣からの腫瘍発生率は正常人よりも 4 〜 7 倍高く，成人の精巣腫瘍全体の約 3％を占める．
(2) 高位停留精巣ほど腫瘍は発生しやすく，腹腔内精巣は鼠径部精巣よりも 4 倍高い．
(3) 両側の停留精巣において，片側に腫瘍が発生した場合に対側にも発生する確率は約 25％である．また片側例においても，対側正常精巣からの腫瘍発生はやや高い．
(4) 腫瘍の好発年齢は 20 〜 30 歳代であり，小児期の発生はまれである．
(5) 組織学的には一般の精巣腫瘍とほぼ同じで，セミノーマが最も多い．停留精巣の手術時に行った精巣生検で，上皮内癌 (carcinoma in situ) が発見されることがあるが，これが将来どの程度の割合で真の精巣腫瘍に発展するかについては不明であり，現段階では精巣生検をルーチンに行う必要はない．
(6) 停留精巣を早期に治療すれば腫瘍発生率を低下させることができるかについて，希望的観測はあるものの，現段階ではまだエビデンスはない．

停留精巣の手術時に精巣生検を行った精巣は，行わなかった精巣と比べて成人期の腫瘍発生率が有意に高いという報告がある（Swerdlow AJ, Higgins CD, Pike MC：Risk of testicular cancer in cohort boys with cryptorchidism. BMJ 314：1507-1511, 1997）．停留精巣の組織を調べることは意義がないわけではないが，生検は精巣にとってはきわめて侵襲的な検査法である．生検は本当に必要な症例に限るべきであり，全例に対して漫然と行うようなことはつつしまなければならない．

● 鼠径ヘルニア，精巣外傷，精巣捻転

(1) 腹膜鞘状突起は正常では生後早期に閉鎖するが，精巣が鼠径管内に停留していると，それが妨げになって開存したままになり，鼠径ヘルニアが発生しやすい．
(2) 鼠径部精巣は位置的に下腹部打撲による外傷をうけやすい．精巣捻転の発生率もやや高いが（特に腹腔内精巣），これは精巣が陰嚢に固定されていないためであり，さらに停留精巣に多い精巣上体や鞘膜の解剖学的異常も誘因となる．

● 心理的悪影響

精巣が正常の位置（陰嚢内）に存在しなければ，成長とともに心理的な悪影響がおこりうる（表15-1）．

表15-1 停留精巣の合併症

不妊症
精巣腫瘍
鼠径ヘルニア
精巣外傷
精巣捻転
心理的悪影響

4. 診 断

触知精巣の診断

(1) 本症の8割は精巣が触れるので,視診と触診が診断の基本となる.まず視診にて陰嚢の発育状態,鼠径部の膨隆などをみる.典型例では患側の陰嚢は発育が不良であり,もしそうでない場合は遊走精巣の可能性がある(**図15-2**).

(2) 触診は暖かい部屋で,暖かい手で行う.両手指を使い,鼠径部を軽く押しつけながら,上から下にすべらせるようにして精巣を探す.初めから精巣をつまむような仕方で探すと見つけにくいだけでなく,鼠径部の精巣を腹腔内に押し上げてしまうおそれがある.

(3) 精巣が鼠径部や陰嚢内に触れなくても腹腔内精巣とはかぎらず,異所性精巣の可能性があるので,さらに広範囲に会陰部や大腿部も調べる(**図15-3**).

(4) 精巣が発見されない症例で,陰嚢内を丹念に調べると陰嚢上

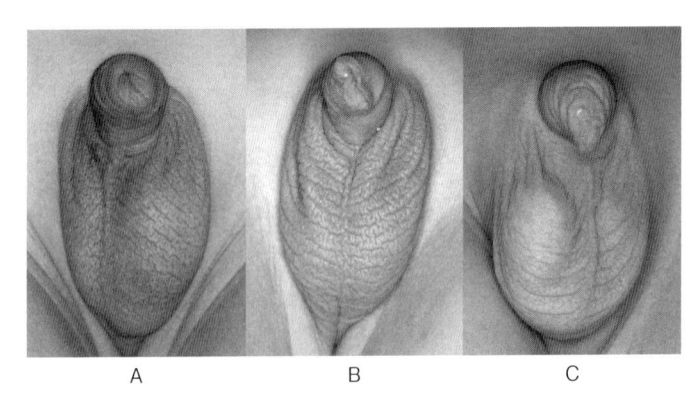

図15-2 精巣の位置異常と欠損

A:右停留精巣.陰嚢は精巣の存在が刺激になって発育するので,その発育状態は停留精巣の診断に有用である.
B:両側遊走精巣.陰嚢の発育は比較的良好である.
C:左精巣欠損(vanishing testis).右精巣の明らかな肥大がある.

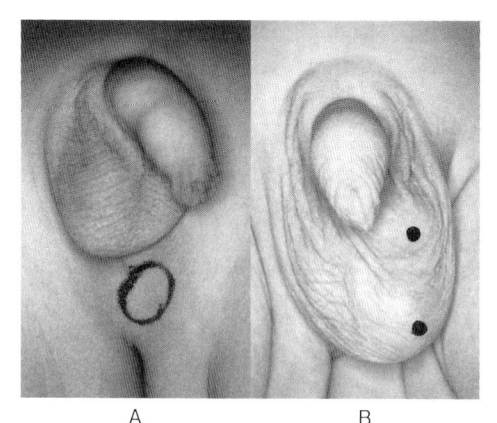

図 15-3 変位精巣
A：会陰部異所性精巣（○印の位置に左精巣がある）．
B：交差性精巣変位（黒点の位置に二つの精巣がある）．
　右精巣が左陰嚢内に変位している．

部に軟らかい米粒大の塊（nubbin）を触れることがある．これは vanishing testis である可能性が高い．
(5) 精巣が触れたらそれを陰嚢方向にしごき，停留位置を確認し，もし可能ならつまんで大きさや硬さを知る．停留精巣は正常精巣よりもやや小さいことが多い．
(6) 陰嚢内に容易に引き下ろすことができ，手を離してもしばらくそこに留まっている精巣は遊走精巣である．

精巣の触診は慣れないと意外に難しい．精巣は可動性が強いので，1回だけの診察では見つからないことも珍しくない．特に肥満児や緊張の強い子は，時期を違えて繰り返し調べる．上半身を起こして下肢を交差させたり，立位にすると触れることがある．

● 非触知精巣の診断

(1) 片側の精巣が触れない場合,対側の精巣が正常サイズであれば一般に腹腔内精巣であるが,それが正常よりも大きい(幼児で長径が20mm以上)場合は代償性肥大があるので,精巣欠損(実際には vanishing testis)の可能性が高い.ただし例外もあり,代償性肥大があっても精巣が存在したり,肥大がなくても欠損のことがある.

(2) 片側の精巣欠損は停留精巣症例の4%にみられ,非触知精巣全体の約半数を占め,7割は左側に発生するが,両側の欠損はきわめてまれである.

(3) 両側精巣が触れない場合,腹腔内精巣と精巣欠損を区別するために血中テストステロン,ゴナドトロピン,ミュラー管抑制物質(MIS)の測定とヒト絨毛性ゴナドトロピン(hCG)負荷試験が有用である.精巣が一つでも存在すれば,テストステロン値とゴナドトロピン値はほぼ正常で,MIS値は正常ないし陽性となり,hCG負荷試験も陽性を示す.両側欠損例ではテストステロンは低値,ゴナドトロピンは高値,MISは低値ないし陰性であり,hCG負荷試験は陰性を示す(図15-4).

(4) 非触知精巣に対する局所診断法には超音波検査(US),MRI,腹腔鏡検査などがある.USは簡便ではあるが,診断精度は低く,偽陰性や偽陽性が多いので,肥満児以外は有用性は低い.MRIは診断精度は高くなるが,検査のための鎮静が必要であり,特別の症例以外は適応がない.CTスキャンは被曝の問題があるので行わない方がよい.

(5) 腹腔鏡検査を行う場合は,治療も兼ねることが多い.

5. 治 療

● 治療目的

停留精巣ではたとえ早期に適切な治療を行っても,前述の合併症をすべて予防することはできないが,次のような理由でやはり治療は必要である.

(1) 不妊症の発生率をわずかながらも下げる可能性がある.

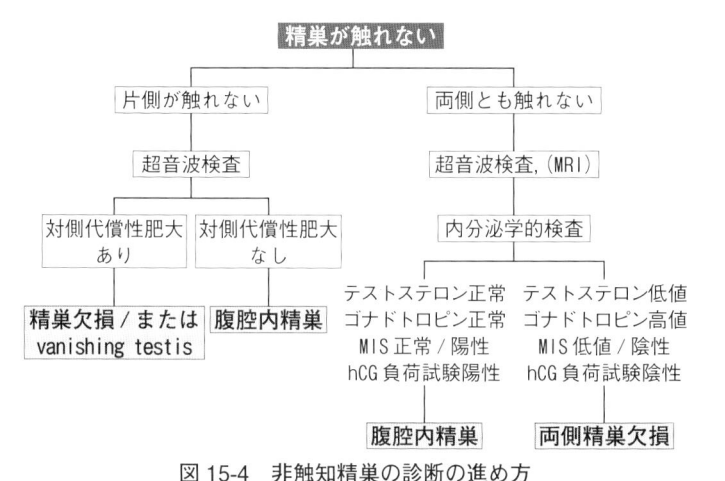

```
                    ┌─────────────┐
                    │ 精巣が触れない │
                    └──────┬──────┘
            ┌──────────────┴──────────────┐
      ┌──────────┐                  ┌──────────────┐
      │ 片側が触れない │                  │ 両側とも触れない │
      └─────┬────┘                  └───────┬──────┘
      ┌────────────┐              ┌──────────────────┐
      │  超音波検査  │              │ 超音波検査，(MRI) │
      └─────┬──────┘              └────────┬─────────┘
            │                               │
   ┌────────┴────────┐              ┌──────────────┐
   │                 │              │  内分泌学的検査 │
┌─────────┐  ┌─────────┐         └──────┬───────┘
│対側代償性肥大│  │対側代償性肥大│
│  あり    │  │   なし   │
└────┬────┘  └────┬────┘
```

┌──────────────────┬──────────────────┐
│ テストステロン正常 │ テストステロン低値 │
│ ゴナドトロピン正常 │ ゴナドトロピン高値 │
│ MIS 正常/陽性   │ MIS 低値/陰性   │
│ hCG 負荷試験陽性 │ hCG 負荷試験陰性 │
└──────────────────┴──────────────────┘

精巣欠損/または vanishing testis | **腹腔内精巣**

腹腔内精巣 | **両側精巣欠損**

図 15-4 非触知精巣の診断の進め方

片側が触れないときは，対側精巣の肥大の有無がポイントになる．肥大があれば患側の欠損（実際には vanishing testis）の可能性がきわめて高いが，例外もある．両側が触れないときは，両側精巣欠損はきわめてまれなので，腹腔内精巣と考えるべきである．

(2) 精巣を触診しやすい陰嚢内に収めることによって，将来の精巣腫瘍の発見を容易にする．
(3) 鼠径ヘルニアの発生を予防し，精巣捻転や精巣外傷のリスクを低下させる．
(4) 精巣が正常位置にあることで，心理的に好影響を与える．

● 治療時期

(1) 精巣の自然下降は生後3カ月を過ぎるとほとんどおこらなくなり，精巣の組織変化がすでに1歳前から認められることや内分泌環境の面，さらには対側陰嚢内精巣への悪影響の可能性を考えて治療時期は6カ月から2歳の間がよい（理想的には1歳前後）．
(2) 技術面や安全面からは，この時期の手術が特に難しいことはなく，特に腹腔内精巣のような高度例では1歳前の手術の方

が技術的に良い結果が得られる．
(3) しかし治療時期が早いほど不妊症の発生率がより低下するという報告は多くなく，治療時期は関係がないという報告もかなりある．
(4) 精巣腫瘍についても，治療時期は発生率にあまり影響を与えないとされている．ただし，1歳前後に治療した症例の長期観察の報告はまだ少ない．

● ホルモン療法
(1) 停留精巣に対する治療法にはホルモン療法と手術療法がある．ホルモン療法は欧米を中心に広く行われてきたが，精巣下降の効果を疑問視する報告が多く，今日では何らかの理由で手術ができない症例，遊走精巣と紛らわしい軽症例などに限定して行われているようである．わが国では以前から本療法はほとんど行われていないが，標準的な投与法を紹介する．
(2) ホルモン剤にはhCGとゴナドトロピン放出ホルモン（GnRH）があり，これらを単独または併用で投与する．hCGの投与方法は，1回1,500IU/m^2を週2回，4週間（合計12,000IU）筋注する．GnRHの投与方法は，1回400μgを1日3回鼻腔内に噴霧し，4週間続ける．本療法によって精巣組織の改善（生殖細胞数の増加など）も期待できるという．

● 手術療法
手術療法（精巣固定術 orchidopexy）は小児泌尿器科領域では最も多い手術であるが，決して簡単な手術ではなく，特に腹腔内精巣や非触知精巣では豊富な経験と熟練が要求される．

A. 通常の精巣固定術（Winsbury-White 変法）
(1) 鼠径管の開放
　　鼠径部皮膚に3～4cmの横切開を加え，皮下の明瞭な2層の浅腹筋膜を開く．このとき深層のScarpa筋膜とその下の外腹斜筋腱膜を見誤ってはいけない．また精巣が浅鼠径窩に位置する症例では，浅腹筋膜を開くと精巣がすぐ現れるので，誤って損傷しないように注意する．鼠径管を頭側から開き，

中を走る腸骨鼠径神経を損傷しないように外側に寄せておく．
(2) 精巣・精索の剥離

ほとんどの症例では精巣は鼠径管内かすぐ外にあるので，その発見は容易であるが，確認されなくても鞘状突起だけは存在することが多い．精巣が一時的に腹腔内に上がっているときは，指でしごいて鞘膜内に下ろしておく．精巣導帯を切離し，精巣を鞘膜に包まれた状態で指でしっかりと把持し，内鼠径輪に向かって精索を剥離する．このとき，精索後面を走る外精血管（下腹壁血管の分枝）が非常に切れやすいので注意する．内鼠径輪に達したら，ここに筋鈎をかけて鞘状突起がテント状になるまで剥離する．

(3) 鞘状突起の切離（ヘルニア根治術）

鞘状突起（腹膜）は精索の内側前面に密着し，本症のほとんどの症例では開存しているので，これを開き，ヘルニア根治術を行う．露出した精巣は硬さを調べ，大きさを測定し，精巣上体の形態や精管の走行（しばしば延長・蛇行する）をチェックし，最後に精巣垂や精巣上体垂を切除しておく．

(4) 精索の延長

鞘状突起の切離によって精索の十分な長さが得られれば，これ以上の剥離は必要ないが，一般にはさらに頭側（後腹膜腔）に剥離を進めた方がよい．手術野をよくするために，下腹壁血管に注意しつつ，横筋筋膜の上縁を鈍的に押し広げておく．ツッペル鉗子などで精巣血管を外側から内側に，前面から後面に向かって軽く押しつけるようにして剥離するが，血管をこすってはいけない．血管の外側に扇状に広がる外精靱帯を切断すると，延長効果が大きい．精管の剥離は一般に不要である．このような操作で精索は延長すると同時に，最初の位置から内側，後面に移動する．もしこれでもまだ長さが不十分なときは，さらに広い術野を得るために内腹斜筋を縦切開したり，下腹壁血管を切断するか，またはその下に精索を通すなどの操作を加える．

(5) 精巣の陰嚢内収納

鼠径部から陰嚢内に向かって指を挿入し，十分に押し広げて

精巣が通る直線ルートを作る．陰嚢に小切開を加えて皮下を広く剥離し，肉様膜との間にポケットを作る．精巣を陰嚢内に引き込むときは精索が捻れていないことを確認し，また腸骨鼠径神経の下をくぐらせるようにする．精巣を陰嚢創からいったん外に引き出し，あらためてポケットに収納して閉創する．精巣は陰嚢に1針だけ固定するが，この際精巣組織には直接針はかけないで，隣接した鞘膜にかけるようにする．もしこの段階で精巣の下降がまだ不十分で陰嚢内高位にある場合は，精巣近傍にもう1本糸をかけて，対側会陰部に過度の緊張を加えない程度にしばる．これによって精巣が軽く牽引されるので，もう少し下降することが期待できる．牽引糸は術後3日目に抜去する．

B. 高位停留精巣の手術
(1) 腹腔内精巣などの高位精巣に対しては，術式の選択が重要である．皮膚切開は通常よりもやや高く，大きくする．鼠径管の開放後，内腹斜筋を縦切開し，広い術野を確保しておく．精巣に到達したらまず引っぱってみて，もしそれが外鼠径輪付近に届くようなら通常の術式が可能であるが，届かない場合はFowler-Stephens法か二期的精巣固定術のどちらかを行うことになる．前者を採用した場合は広範囲の剥離は禁忌となるので，剥離開始前に術式を決めておく（表15-2）．
(2) どちらの術式を選んでも技術的には難しく，術後の精巣下降

表15-2 高位停留精巣に対するFowler-Stephens法（F-S）と二期的固定術の比較

	一期的 F-S 法	二期的 F-S 法	二期的固定術
利点	手技が比較的簡単である 1回の手術で済む	1回目の手技は簡単である 成功率は一期的F-Sよりも高い	手術当初から方針を立てる必要なし
欠点	手術当初から方針を立てる必要あり 血流障害のおそれあり	2回の手術が必要である 血流障害のおそれややあり	2回の手術が必要である 血流障害のおそれあり

が不十分だったり，精巣萎縮が発生することがある．このため両側が高位の精巣では，まず片側だけの手術を行い，6～12カ月間経過を観察した後に対側を行う．なおこれらの術式以外に，マイクロサージャリーの技術で精巣血管と下腹壁血管を吻合する精巣自家移植法もあるが，適応となる症例は少ない．

1. 一期的 Fowler-Stephens 法
(1) 精巣血管と精管および周囲の血管との間に交通があることを利用して，精索を延長するために前者を切断し，精巣の血流を後者だけから供給する方法である．精巣が露出したら，以後の手術操作に便利なようにまず精巣に支持糸をかけておく．
(2) 精索周囲の腹膜を注意深く露出して血管の走行を調べた後，精巣の近傍で精巣動静脈だけを結紮切断する（低位結紮法）．これだけでは精巣を陰囊にまでドロすのはまだ無理なので，腹膜の剥離や切開はある程度必要である．剥離は細心の注意を払って行い，温存すべき重要な血管は内側に位置していることを念頭に置きつつ，必要最小限にとどめる．
(3) 精巣は下ろせるだけ下ろし，無理に陰囊内に収めることはしない．
(4) 変法として，最初の手術時には血管を結紮するだけで剥離はいっさい行わず，副血行路が発達した6～12カ月後に再度手術を行う二期的 Fowler-Stephens 法がある．

2. 二期的精巣固定術（staged orchidopexy）
(1) 本法も高位精巣例に行われるが，特に Fowler-Stephens 法が（血管分布などの問題で）できない症例や，通常の術式で精巣が十分に下りなかった症例が適応となる．
(2) 一期目の手術では，通常の固定術を行って精索を十分に剥離延長し，精巣をできるだけ下に固定しておく．二期目の手術は約1年後に行う．このときは強い癒着があるので，一期目と同じ手技で精巣や血管を周囲組織から完全に分けようとしても難しいだけでなく，血流障害をきたすおそれがある．このため，精巣・精索に周囲組織をつけたままでまとめて剥離し，延長をはかるのがよい．

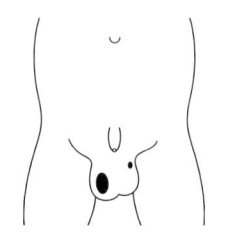

図 15-5　左 vanishing testis

片側精巣が触れなくて（特に左側），対側に肥大がある場合は，vanishing testis の可能性が高い．あらためて陰嚢内を丹念に探してみると，上部に米粒大の組織（nubbin）がみつかることが多い．nubbin は vanishing testis そのものであるが，それでも確認のための手術は必要である．

C. 精巣欠損例（vanishing testis）の手術

(1) 片側の精巣が触れない場合（特に左側），対側陰嚢内精巣が大きいときは vanishing testis の可能性が高い．このような症例では，陰嚢上部付近にごく小さい組織を触れることがある（図 15-5）．

(2) 手術ではまず鼠径管内を調べる．ここに精索が存在しても，本症では停留精巣のそれよりもはるかに細く，時には糸状のこともあるので，このことを念頭に置きつつ丹念に探す．ともかく索状の組織（精索）が発見されたら，それを引きちぎらないように注意しつつ，まず遠位（陰嚢方向）に剥離を進める（図 15-6）．

(3) vanishing testis は陰嚢部にあることが多い．陰嚢内では剥離が難しくなるが，陰嚢を外側（下方）から指で押し上げて裏返しにする要領で露出させるとやりやすい．精索末端に長径が 5mm 前後の棍棒状の白い軟らかい小塊（nubbin）が見つかることが多い（図 15-7）．

(4) nubbin は精巣が変化したものであり，現に 1 割くらいの症例では精巣組織が認められる．これが発見されれば vanishing testis の診断はほぼ間違いないが，その場合でも（発見されない症例はもちろん）診断確定のために今度は近位を調べる．精巣が腹腔内にあって精管だけが鼠径管内にまで下り

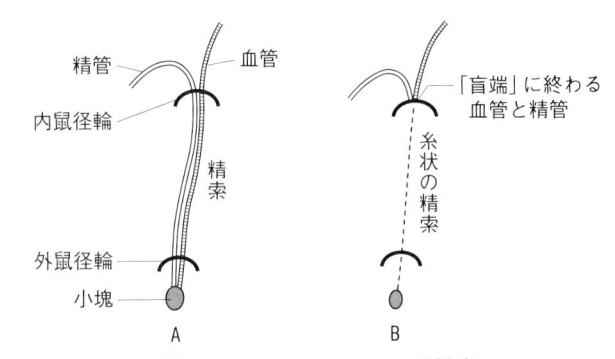

図15-6　vanishing testis の精索

（図中ラベル　A: 精管, 血管, 内鼠径輪, 精索, 外鼠径輪, 小塊　B: 「盲端」に終わる血管と精管, 糸状の精索）

vanishing testis では精索は停留精巣のそれよりももちろん細いが，A のようにある程度のサイズがあることが多いので，鼠径管内での発見はそれほど難しくない．このような症例では，まず精索を遠位にたどって小塊を見つけ，次に近位にたどって内鼠径輪より上で精巣血管と精管を確認すれば，診断が確定する．しかし B のように鼠径管内の精索が糸状に細くて発見しにくい症例も少なくない．そのような場合でも，vanishing testis の大多数が陰嚢上部付近にあるという事実を知って探すと，案外小塊が発見されるものである．またこのような症例では血管と精管の確認がより難しくなるが，内鼠径輪付近で腹膜を開いて内外から探すと，「盲端」に終わる血管・精管を見つけやすい（厳密には盲端ではない）．

　　ているような特殊な症例もある．
(5) 内鼠径輪付近で精索を腹膜から分離すると，ここで2本に分かれて，外側の精巣血管が後腹膜を頭側に，内側の精管が膀胱後部に向かうことを確認すれば，本症の診断が確定する．
(6) 鼠径管内に精索様の組織がまったく発見されないときは，内鼠径輪付近で血管や精管が盲端に終わっていることが多いので，腹膜を開いてその内外から探すとみつけやすい．血管が腹膜内から透見できることがある．
(7) この手術ではしばしば盲端精管だけが発見されるが，これだけでは厳密には vanishing testis を診断したとはいえない（精管と精巣が分離していることがある）．このため，精巣血管の発見に全力をあげる必要がある．

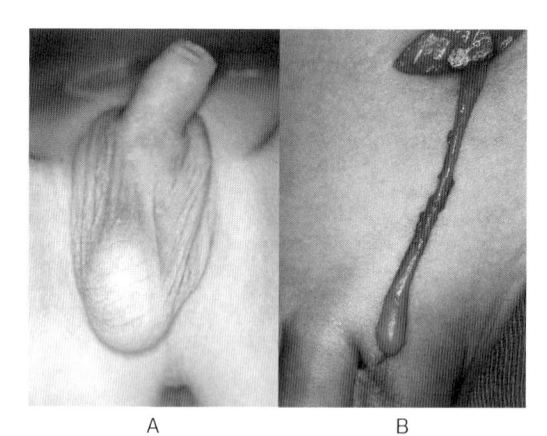

図 15-7 典型的な vanishing testis
A：左陰嚢上部に nubbin を触れる．対側精巣に代償性肥大を認める．
B：手術によって vanishing testis と精索が発見され，内鼠径輪より上で後腹膜を頭側に向かう精巣血管が確認された．

D. 遊走精巣の手術

(1) 典型的な遊走精巣は治療しなくてよいが，中には停留精巣との区別がつけにくいものもある．このような症例は一定期間（通常は 4, 5 歳頃まで）経過を観察し，自然下降がない場合に治療にふみきるので，時期は通常よりも遅れることになるが，予後に影響を与えることはない（表 15-3）．

(2) 手術法は鼠径部切開ではなく，陰嚢切開のみによる術式（transscrotal orchidopexy）を行う．ただし明らかな鼠径ヘルニア合併例は禁忌である．陰嚢上部の切開創から精巣を引き出し，鞘膜を開く．鞘状突起にゾンデを挿入して開存の有

表 15-3 遊走精巣の手術適応

精巣を陰嚢内にドロしても，指を離すとすぐに上昇する症例
精巣が入浴時など暖まったとき以外はほとんど鼠径部にある症例
精巣が正常よりも小さい症例
陰嚢の発育が不良な症例

無を調べ，鞘状突起が開存していれば，これをヘルニア根治術の要領でできるだけ頭側で閉鎖し，開存していなければ，血管と精管以外の組織（鞘膜や精巣挙筋など）を離断するだけで十分に下ろすことができる．

E．腹腔鏡下手術

停留精巣における腹腔鏡は施行例が増えているが，主に非触知精巣に対する診断と治療に用いられる．腹腔内精巣に対しては，温存する場合は一期的に鏡視下固定術を行うか，一期目に精巣血管のクリッピングだけを行う二期的 Fowler-Stephens 法のいずれかが選択される．vanishing testis に対しては，精巣血管や精管が盲端に終わっているか内鼠径輪に入るか，内鼠径輪が閉鎖しているか開放しているかなどを調べて，治療方針を決める．

6．予後とフォローアップ

(1) 治療後の停留精巣は成長と共に発育はするが，思春期が過ぎても大きさは正常側と比べると小さいことが多い．まれではあるが，両側の高位停留精巣例では二次性徴の発現が遅れたり，不十分だったりすることもある．また将来の不妊症や精巣腫瘍発生の可能性もあるので，長期間のフォローアップは欠かせない．

(2) 治療後は1〜2年に1回診察して，精巣の発育状態や異常の有無を調べる．高校卒業頃の年齢になったら患者本人に病気のことをよく説明し，精巣の自己触診法を指導し，将来腫瘍が発生しても早く発見できるようにしておく．不妊症については，片側例ではその可能性は低いが，両側例は高い．しかし生殖補助技術の進歩により，妊孕率の向上が期待できる．

(3) 幼児期に遊走精巣で治療が不要と判断された症例で，何年もたってから精巣が再挙上することがごくまれにある（上昇精巣 ascending testis）．このため，程度の強い遊走精巣は長期間フォローすべきである．

参考文献

1) 日本小児泌尿器科学会学術委員会編：停留精巣診療ガイドライン．日本小児泌尿会誌 14：117-152, 2005.
2) Brucker-Davis F, Pointis G, Chevallier D et al：Update on cryptorchidism：Endocrine environmental and therapeutic aspects. J Endocrinol Invest 26：575-587, 2003.
3) Husmann DA：Cryptorchidism. In：Clinical Pediatric Urology, 4th ed., edited by Belman AB, King LR and Kramer SA. pp1125-1154, Martin Dunitz, London, 2002.
4) Lee PA, Coughlin MT：Fertility after bilateral cryptorchidism. Evaluation by paternity, hormone, and semen data. Horm Res 55：28-32, 2001.
5) 寺島和光：停留精巣の手術．生駒文彦，川村猛，小柳知彦，他（編）：小児泌尿器科手術書，pp215-223, 金原出版，東京，1999.
6) Koff SA, Sethi PS：Treatment of high undescended testis by low spermatic vessel ligation：an alternative to the Fowler-Stephens technique. J Urol 156：799-803, 1996.

16 精巣水瘤と精索水瘤

1. 分 類

(1) 精巣がまだ腹腔内にある胎生初期に，腹膜の一部である鞘状突起はすでに陰嚢まで延伸して精巣下降に関与する．後期に精巣が陰嚢底部に下降するのに伴って鞘状突起はさらにひきおろされ，精索・精巣に密着する．出生後は精巣周囲の鞘状突起は（精巣固有）鞘膜と呼ばれる．この鞘膜腔内に液体が貯留した状態が精巣水瘤（陰嚢水瘤，陰嚢水腫 hydrocele）であり，これより頭側の鞘状突起内に液体が貯留した場合は精索水瘤（精索水腫 hydrocele of spermatic cord）である（**図 16-1**）．
(2) 水瘤が陰嚢内だけでなく，腹腔内にまでおよぶ特殊なタイプの水瘤（abdominoscrotal hydrocele）もある．
(3) 陰嚢水瘤は小児，特に乳児にはきわめてポピュラーな疾患であり，両側性のことも少なくない．

　水瘤が陰嚢内にとどまらず，鼠径部から腹腔内にまでおよぶ特殊な精巣水瘤は，通常のものが inguinoscrotal hydrocele と呼ばれるのに対して abdominoscrotal hydrocele：ASH と呼ばれる．腹腔内の水瘤が大きい ASH は，陰嚢腫大と同時に下腹部腫瘤が認められ，腫瘤を圧迫すると陰嚢腫大が増強する．確定診断には超音波検査（US）が有用である．巨大な ASH のために水腎症や下肢の浮腫をきたした報告がある．外国では約 200 例の報告があるが，わが国では 2002 年になって初めて第 1 例が報告された（増子 洋，寺島和光：ABDOMINOSCROTAL HYDROCELE の 1 例．日本小児泌尿器誌 11：159-163，2002）．ASH はきわめてまれとされているが，水瘤の理学的検査時に ASH を念頭に置いて US を同時に行えば，意外に多く発見されるものである．

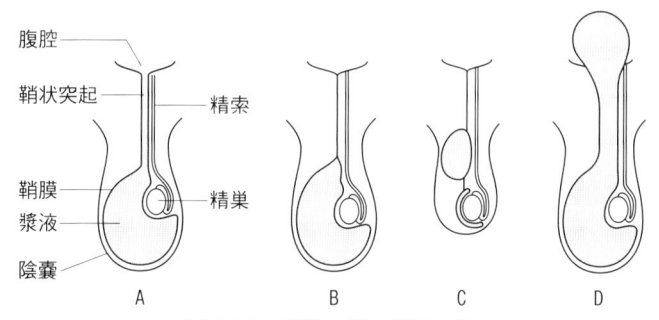

図 16-1 精巣水瘤と精索水瘤

A：交通性精巣水瘤．腹腔と鞘膜腔との交通があり，乳幼児に多い．
B：(非交通性) 精巣水瘤．年長児に多い．
C：精索水瘤．発生頻度は低い．
D：abdominoscrotal hydrocele．水瘤が陰囊内にとどまらず，鼠径部から腹腔内にまで及ぶ．

(4) 乳幼児では鼠径ヘルニアと同じように鞘状突起の閉鎖不全のために，腹腔内液が鞘膜腔内に流入して起こる交通性精巣水瘤が多い．陰囊内の炎症，外傷，腫瘍などのために反応性に水瘤が生じることもある．

2．症状と診断

(1) 一般に無症状であるが，大きい水瘤ではときに陰囊部の疼痛や不快感を訴えることがある．
(2) 陰囊は腫大するが，発赤や圧痛はない．水瘤は弾力性があり，囊様に触れる．硬さは軟らかく感じることが多いが，ときに緊満して充実性の腫瘤様に触れることもある（特に精索水瘤）．しかしいずれの場合も透光性がある．精巣は水瘤が極端に大きくないかぎり触れることができる（図 16-2）．
(3) 水瘤の位置が精巣よりも上にあれば精索水瘤であるが，実際には精巣水瘤と区別しにくいことも少なくない（図 16-3）．
(4) 交通性水瘤では大きさの日内変動があり，臥位ではあまり目立たない．

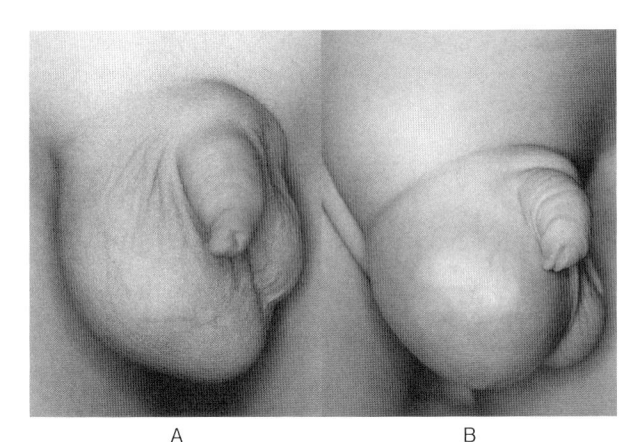

図 16-2　精巣水瘤と鼠径ヘルニア

A：右精巣水瘤．
B：右鼠径ヘルニア．
精巣水瘤では腫大が陰嚢内に限局し，上縁がくびれるのに対して，ヘルニアでは腫大は鼠径部まで連続し，上縁が明瞭ではない．

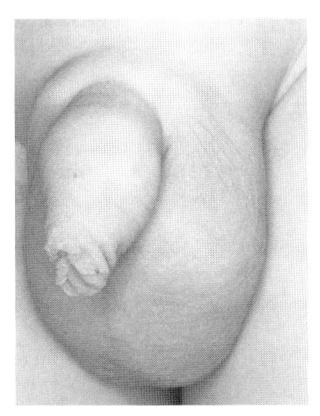

図 16-3　精索水瘤

水瘤は精巣から離れて陰嚢上部に位置する．精巣が陰嚢底部に触れてその直上に水瘤が存在するものは精巣水瘤である．

(5) 鑑別診断では鼠径ヘルニアが重要である．精巣水瘤ではかなり大きくても腫大は基本的に陰嚢内に限局し，水瘤の上縁がくびれてわかりやすいのに対し，ヘルニアでは腫大は鼠径部にまでおよび，上縁がわからない．圧迫してしてグジュグジュと還納されればヘルニアである．USを行えば，両者の鑑別は容易である．

3. 治　療

● 治療方針
(1) 小児の精巣・精索水瘤は自然治癒しやすく，年齢が低いほど，水瘤が小さいほどその傾向が強い．精巣水瘤については乳児の約9割，幼児の約6割，学童の約3割，小児全体では7～8割の症例が一定期間内に自然に治癒する．
(2) 水瘤が消失せずに長期間存在しても，精巣の発育に悪影響をおよぼすことはないとされている．
(3) 治療方針は次のようにする．
　① 新生児・乳児期は水瘤のサイズに関係なく経過観察とする．
　② 幼児期も原則として経過観察とするが，3～4歳を過ぎても水瘤が鶏卵大くらい大きくて縮小傾向がなく，本人が腫大を気にしていたり，排尿や歩行に支障があるような症例は手術を行う（例えば**図16-4**のような症例）．また鼠径ヘルニア合併例も手術適応である．
　③ 学童期は原則として手術を行うが，水瘤が小さくて本人が気にしなければ，自然治癒の可能性がまだあるので経過観察でもよい．

● 治療方法
(1) 以前から行われている水瘤の穿刺排液法は患児に苦痛を与えるだけでなく，すぐに再発するので，根治療法とはならない．それだけでなく，穿刺がむしろ自然治癒を遅らせるという報告もあるので，行うべきではない．
(2) 唯一確実な治療法は手術療法（精巣・精索水瘤根治術）であ

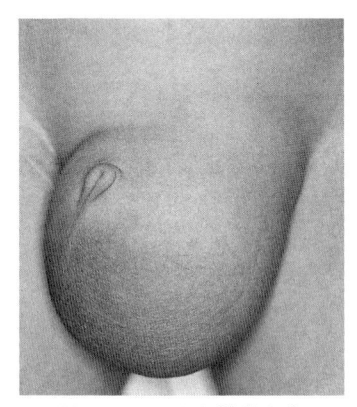

図 16-4 巨大な精巣水瘤
水瘤がこのように大きいと排尿に支障をきたすので,早期の治療はやむをえない.

る.年長児では精巣水瘤を切開排液し,鞘膜の一部を切除し,さらに翻転させて再発を防止する術式が一般的であるが,幼児では交通性水瘤のことが多いので,鼠径ヘルニア根治術に準じて鼠径部を切開し,鞘状突起を高位結紮する.鞘膜腔は切開,開放するだけでよい.

参考文献

1) Schneck FX, Bellinger MF : Abnormalities of the testes and scrotum and their surgical management. In : Campbell-Walsh Urology, 9th ed., edited by Wein AJ, Kavoussi LR, Novick AC et al, pp3761-3798, Saunders, Philadelphia, 2007.
2) 山口孝則,長田幸夫,北田真一郎:自然歴からみた小児陰嚢・精索水瘤穿刺の功罪.日小外会誌 27:711-716, 1991.

17 急性陰嚢症

(1) 急性陰嚢症（acute scrotum）とは，陰嚢の急激な有痛性腫脹をきたす疾患の総称である．緊急手術が必要な疾患が含まれるので，すみやかな診断が欠かせない．
(2) 主な疾患は精巣捻転，精巣付属器捻転，（急性）精巣上体炎であるが，嵌頓ヘルニア，陰嚢部外傷，シェーンライン・ヘノッホ（Schönlein-Henoch）紫斑病，さらには広く特発性陰嚢浮腫，精巣腫瘍，精巣水瘤なども含まれる（**表 17-1**）．
(3) 小児の急性陰嚢症の鑑別は成人例よりもはるかに難しい．特に年少児では典型的な症状に乏しく，診断に苦慮することが少なくない．最も重要な疾患である精巣捻転が最後まで否定できないときは，ためらわずに手術に踏み切るべきである（**図 17-1**）．

表 17-1 急性陰嚢症をきたしうる疾患

精巣・精巣上体・付属器	鞘膜腔	陰　嚢
精巣捻転 付属器捻転 精巣上体炎 精巣炎 シェーンライン・ 　ヘノッホ紫斑病 精巣腫瘍	嵌頓ヘルニア 陰嚢内血腫 精巣水瘤 胎便性水瘤	シェーンライン・ 　ヘノッホ紫斑病 特発性陰嚢浮腫

I．精巣捻転

1．病　態

(1) 精巣捻転（精索捻転 testicular torsion, spermatic cord torsion）は，精索の急激なねじれにより精巣の血流が障害された状態で，放置すれば精巣の壊死をきたす．
(2) 最も重要な急性陰嚢症であり，小児の泌尿器救急疾患としても症例数が最も多い．

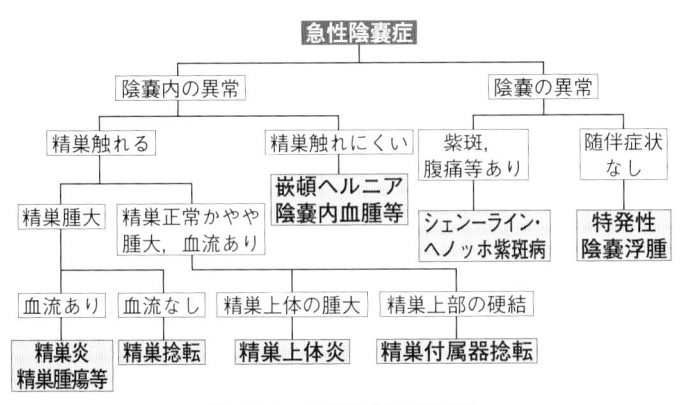

```
                    急性陰嚢症
        ┌───────────────┴───────────────┐
     陰嚢内の異常                    陰嚢の異常
    ┌────┴────┐              ┌────┴────┐
 精巣触れる  精巣触れにくい      紫斑,        随伴症状
                             腹痛等あり      なし
  ┌───┴───┐   嵌頓ヘルニア
精巣腫大  精巣正常かやや  陰嚢内血腫等   シェーンライン・  特発性
         腫大,血流あり              ヘノッホ紫斑病   陰嚢浮腫
 ┌───┴───┐
血流あり 血流なし  精巣上体の腫大  精巣上部の硬結

精巣炎    精巣捻転   精巣上体炎    精巣付属器捻転
精巣腫瘍等
```

図 17-1　急性陰嚢症の鑑別

急性陰嚢症の中で最も重要な疾患はもちろん精巣捻転なので，まずこの可能性を調べる．精巣腫大の有無と，カラードプラーによる血流の有無がポイントになる．本図では典型的な所見を記載したが，現実には鑑別に迷う症例が少なくない．特に精巣上体炎と精巣付属器捻転は触診上精巣捻転と区別できないことがしばしばある．そのような場合はカラードプラーが有用であるが，これもまた万能ではない．結局，精巣捻転の可能性が完全に否定できないかぎり，試験切開は避けられない．

(3) すべての年齢層に発症しうるが，新生児・乳児期と思春期後の 10 歳代に二峰性の発症ピークがある．症例数は後者の方が多く，また左側に発生しやすい．

(4) 捻転方向は内旋が多く，捻転度は 90°から 1,080°まで幅があるが，180°～ 360°が多い．

(5) 捻転が発生すると，まず精巣静脈の血流が途絶えるために精巣のうっ血と腫脹がおこり，次いで動脈も閉塞して精巣は壊死をきたす．

(6) 一般に捻転時間が 4 ～ 6 時間以下ならば捻転解除によって精巣温存が可能であるが，12 時間を超すとほとんどが壊死に陥る．ただし温存可能時間は捻転度に左右され，また個人差も大きい．

精巣捻転のタイプには鞘膜外捻転（extravaginal torsion）と鞘膜内捻転（intravaginal torsion）の 2 種類があり，新生児・乳児では前者が多く，思春期後はほとんどが後者である（図 17-2）．年少児の精巣鞘膜（tunica vaginalis）は陰嚢への固定がまだ不十分なので，精巣がねじれるときに鞘膜を伴い，鞘膜外捻転となる．新生児の捻転は分娩などが誘因となっておこるとされているが，出生前にすでに発症している症例も少なくない．

　鞘膜内捻転の場合は解剖学的異常が原因で起こる．鞘膜は正常では精巣全体と精巣上体前面を包んでいるが，精巣上体後面は包まないので，この部分が陰嚢に固定されている．その結果，精巣上体とこれに密着している精巣は捻転しにくい．本症では鞘膜が精巣および精巣上体全体を完全に包んでいるため，陰嚢への固定が妨げられて捻転しやすくなる（いわゆる bell-clapper 変形）．このほか，精索の過長，精巣上体の付着異常，精巣の横位なども捻転の原因になる（図 17-3）．

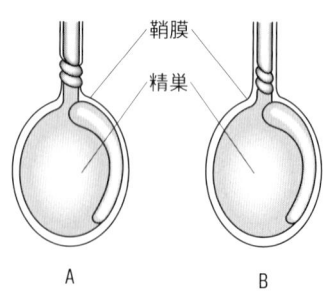

図 17-2　精巣捻転
A：鞘膜外捻転．新生児・乳児に多い．
B：鞘膜内捻転．思春期後の捻転はすべてこのタイプである．

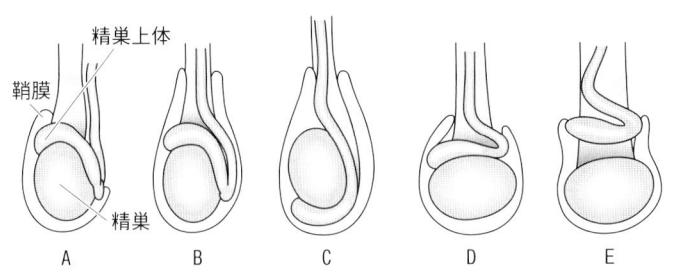

図 17-3　鞘膜内精巣捻転の原因となる種々の形態異常

A：正常の形態．鞘膜は精巣上体後面を包まない．
B〜E：種々の形態異常．Bell-clapper 変形も合併する．
B：鞘膜が精巣・精巣上体全体を包む．
C：鞘膜の異常に加えて，精巣上体の付着異常がある．
D：精巣の横位がある．
E：精巣横位に加えて，精巣と精巣上体の分離がある（両者の間で捻転がおこりうる）．

(Klauber GT, Sant GR：Disorders of the male external genitalia. In：Clinical Pediatric Urology, 2nd ed., edited by Kelalis PP, King LR, Belman AB, pp825-863, W. B. Saunders, Philadelphia, 1985 より引用)

2. 症状と診断

A. 新生児

(1) 疼痛や不機嫌などの症状はほとんどなく，大多数は偶然発見される．
(2) 陰嚢は暗赤色に腫脹することが多いが，ほぼ正常のこともある．精巣は均一に硬く腫大するが，極端に大きくはない．対側の正常の精巣と比べると位置がやや高く，つり上がった印象をうける．圧痛は明らかではない（**図 17-4**）．
(3) 精巣腫瘍との鑑別が重要である．両者は触診上の区別が難しいが，腫瘍は新生児期の発症はまれで，陰嚢の変化（変色や腫脹）を伴うことはなく，精巣の位置は正常かやや低いことが多い．

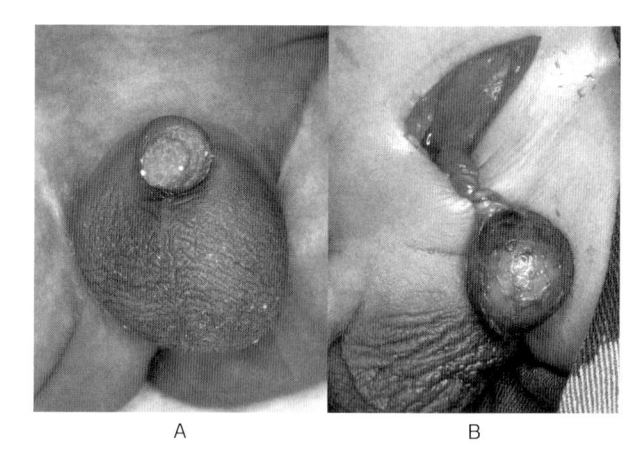

図 17-4 新生児の精巣捻転
A：左精巣はやや高位で硬く腫大しているが，圧痛はなく，触診上は腫瘍との区別が難しい（口絵参照）．
B：鼠径部切開で調べると，360°の精巣捻転であり，精巣はすでに壊死をきたしていた（口絵参照）．

B. 乳幼児
(1) 陰嚢部痛，腹痛，嘔吐，不機嫌などの症状が出現することが多いが，軽度のことが多く，全く無症状のこともある．
(2) 陰嚢所見は思春期後のそれとほぼ同じであるが，発症から時間が経過した症例は所見が乏しくなる．その場合はやはり腫瘍との鑑別が必要になる（**図 17-5, 6**）．
(3) 鼠径部の疼痛と腫脹があるときは，停留精巣の捻転の可能性がある（**図 17-7**）．

C. 思春期後
(1) 症状は陰嚢から下腹部にかけての疼痛である．夜間に発症しやすく，突然始まる激痛のことが多いが，徐々に始まることもある．しばしば悪心・嘔吐を伴う．
(2) 陰嚢は暗赤色に腫脹する．腫脹の程度は一般に強いが，軽いこともある．精巣は圧痛が強いために触診しにくいが，硬く腫大し，ときに正常の2〜3倍になる．位置はやや挙上する

急性陰嚢症 229

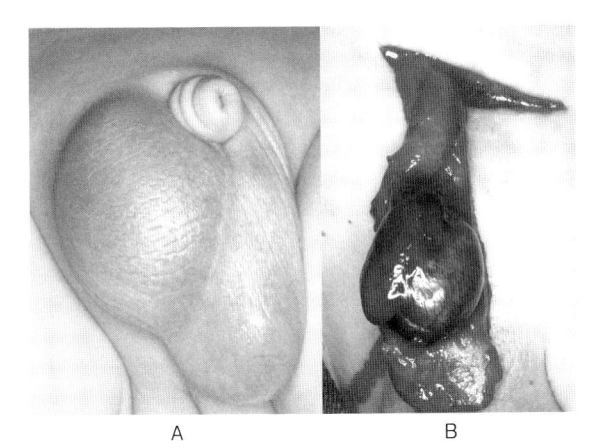

図17-5 右精巣捻転
A：右陰嚢は赤く腫脹し，精巣は挙上して硬く腫大し，圧痛が著明である（口絵参照）．
B：試験切開にて精巣壊死を認めた．

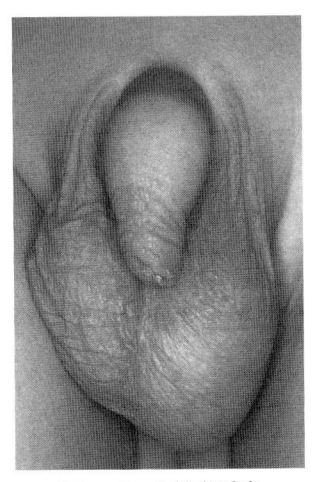

図17-6 左精巣腫瘍
精巣は位置がやや低く，硬く腫大するが圧痛はない（口絵参照）．

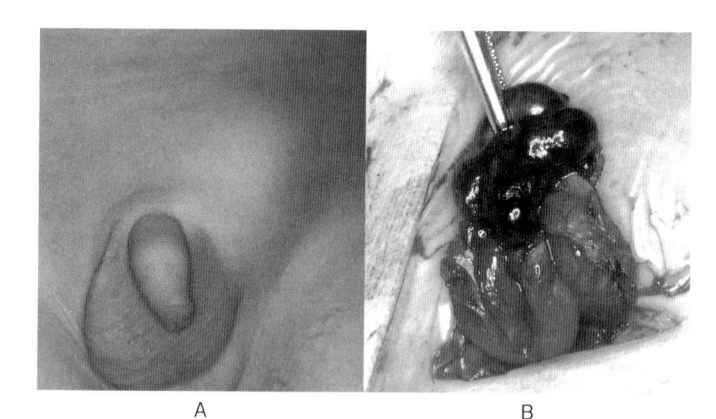

図 17-7 左鼠径部精巣の捻転

A：鼠径部に圧痛の著明な腫瘤を認める．同側陰囊内に精巣を触れない（口絵参照）．
B：試験切開にて精巣壊死を認めた．

    ことが多い．精巣挙筋反射は認めない．
(3) 超音波検査で内部エコーは不均一であり，カラードプラー法では血流は消失する．
(4) ^{99m}Tc-pertechnetate を用いた陰囊シンチグラフィでは精巣への RI 集積が欠如する．
(5) 鑑別診断では精巣上体炎と精巣付属器捻転が特に重要である（**表 17-2**）．
(6) 過去に陰囊部痛を繰り返しているときは，精巣捻転が自然に解除していた可能性がある（間欠性精巣捻転）．

3. 治　療

(1) 診断がつき次第，緊急手術を行う．診断が不確定でも，その疑いがわずかでもあればやはり手術に踏み切る．
(2) もし可能なら，年長児では手術を待つ間に用手整復を試みる（激しい疼痛や陰囊の高度腫脹があれば実施は不可能）．精索周囲に局所麻酔を行い，まず精巣を 180°外旋し，さらに

表 17-2　急性陰嚢症をきたす 3 大疾患の鑑別

	精巣捻転	精巣上体炎	精巣付属器捻転
好発年齢	新生児・乳児期と思春期後	乳幼児期と思春期	6〜12 歳
症状	急激な陰嚢部痛しばしば下腹部痛，嘔吐	疼痛徐々に増強ときに発熱，排尿痛	疼痛軽度〜中等度
陰嚢所見	暗赤色に腫脹	赤く腫脹	正常または軽度腫脹
精巣所見	硬く均一に腫大圧痛著明	精巣上体の腫大圧痛著明ときに精巣捻転との区別困難	精巣上部の硬結圧痛軽度〜中等度まれに精巣捻転との区別困難
精巣挙筋反射	欠如	存在	存在
カラードプラー	血流消失	血流増強	血流正常
尿所見	正常	ときに膿尿	正常

180°かそれ以上外旋してみる．効果がなければ，同じ要領で内旋してみる．整復が成功すれば，疼痛は劇的に軽減する．
(3) 手術は年少児は鼠径部切開で，年長児は陰嚢切開で行うが，精巣腫瘍が否定できないときはすべて鼠径部切開がよい．
(4) 精巣を露出し，捻転を解除し，温生食ガーゼに包んでしばらく色調を観察し，血流再開の有無を確認する．
(5) 精巣摘除の有無にかかわらず，対側精巣に対して非吸収糸を用いて固定術を行う．
(6) 精巣を温存しても結局萎縮に陥った場合は，対側精巣への悪影響の可能性を考えて摘除したほうがよい．

II．精巣上体炎

(1) 精巣上体炎（epididymitis）は小児では乳幼児期と思春期頃に発症しやすい．
(2) 原因となる基礎疾患が発見される頻度は年少児例ほど高いが，全体としてはそれほど高くはない．
(3) 基礎疾患は尿管異所開口，尿道狭窄，前立腺小室嚢胞などで

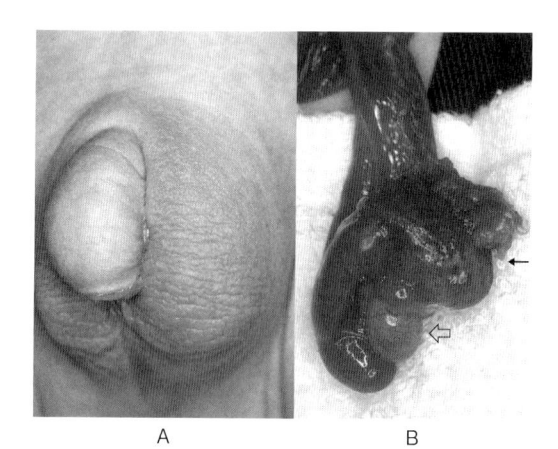

図 17-8　精巣上体炎

A：左陰嚢は赤く腫脹し，内容物は腫大して一塊として触れ，圧痛が著明で，精巣と精巣上体とは区別できない（口絵参照）．
B：試験切開を行うと，著明に腫大した精巣上体（特に頭部）と正常の精巣が認められ，精巣上体炎であることが判明した（口絵参照）．
　←：精巣上体頭部，⇦：精巣

あり，また尿路感染症も誘因となりうる．
(4) 陰嚢部痛は徐々に増強する．
(5) 陰嚢は赤く腫脹し，精巣上体は腫大して著明な圧痛があり，正常の精巣と区別できる．しかし両者が一塊として触れることも少なくなく，触診による診断はけっして容易ではない（**図 17-8**）．
(6) 炎症所見（発熱や白血球増多症）や，尿路感染症所見（排尿痛や膿尿）もみられることがあるが，頻度は高くない．
(7) 超音波カラードプラー検査では血流が増強する．
(8) 鑑別診断では精巣捻転，精巣付属器捻転，精巣炎が重要であるが，これらとの鑑別が困難な症例が少なくない（**表 17-2**）．精巣捻転が完全に否定できないときは，緊急手術を実施すべきである．
(9) 治療は局所の安静と抗菌薬の投与であるが，治癒後は基礎疾

III. 精巣付属器捻転

(1) 胎生期のミュラー管とウォルフ管の遺残組織である精巣垂（appendix testis）と精巣上体垂（appendix epididymis）が捻転をおこすことがあり，総称して精巣付属器捻転（torsion of testicular appendages）と呼ぶ．まれな疾患ではなく，急性陰嚢症の約1/3を占め，また精巣垂捻転の方がはるかに多い（図17-9）．
(2) 好発年齢は思春期前（6～12歳）である．
(3) 陰嚢部痛は軽度ないし中等度であるが，鼠径部痛や下腹部痛を伴うこともある．
(4) 陰嚢の発赤・腫脹はないか，あっても軽度のことが多い（図17-10）．
(5) 捻転した付属器は精巣上部に圧痛のある小豆大の硬結として

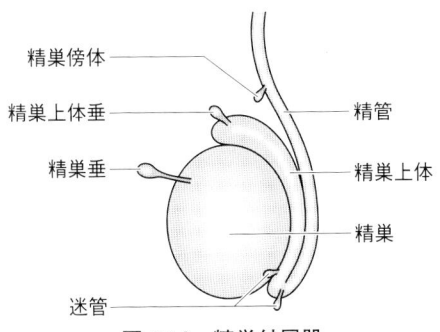

図17-9 精巣付属器

胎生期の遺残組織である精巣付属器（陰嚢内付属小体）には4種類あり，これらは精巣垂（appendix testis），精巣上体垂（appendix epididymis），精巣傍体（paradidymis），迷管（vas aberrans）と呼ばれるが，精巣垂と精巣上体垂以外はまれにしかみられないので，これらの捻転の報告もきわめて少ない．

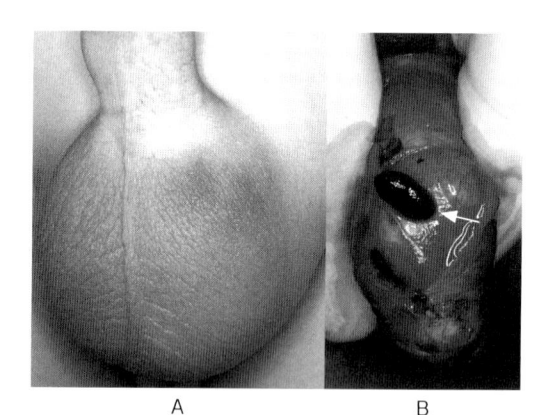

A   B
図 17-10 精巣垂捻転

A：陰嚢上部に発赤と軽度の腫脹がある．精巣は中等度腫大し，上部を中心に圧痛がある．blue dot sign は認めない（口絵参照）．
B：精巣捻転を完全には否定できないために試験切開を行うと，精巣垂捻転であることが判明した．精巣垂（矢印）は壊死をきたしていた（口絵参照）．

 触れ，これが陰嚢を通して暗青色にみえることがある（blue dot sign）．
(6) 陰嚢部の疼痛や発赤が強く，精巣も腫大して精巣捻転との鑑別が困難な症例も少なくない．
(7) 本症は診断が確定したら経過観察のみでよく，1〜2週間で無症状になるが，精巣捻転の疑いが少しでもあれば，緊急手術に踏み切る．

Ⅳ．その他の急性陰嚢症

1．嵌頓ヘルニア

(1) 乳幼児（特に乳児）に発症しやすい．すでに鼠径ヘルニアを指摘されている子どもに多い．
(2) 不機嫌，啼泣などの全身症状が目立つ．

(3) 鼠径部から陰嚢にかけて圧痛のある，緊満した腸管を触れる．精巣は触れにくい．
(4) 時間が経過すると嘔吐や腹満がみられ，陰嚢は赤紫色に腫脹する（図 17-11）．
(5) まず用手整復を試み，不成功のときは手術を行う．
(6) 本症が精巣の血流障害をひきおこして壊死をきたすことがある．

2. 陰嚢部外傷

(1) 急性陰嚢症の一つとして陰嚢部の打撲などによる陰嚢内出血（血腫）を忘れてはならない．出血は主に精巣外傷にもとづくが，白膜が常に断裂しているとはかぎらない．
(2) 年少児では訴えが乏しいために，外傷の事実を見落とすおそれがある．また陰嚢内出血をきたすほどの外傷でも，陰嚢表面に明らかな創が認められるとはかぎらない（図 17-12）．
(3) 陰嚢腫大が急速に増すときは本症を疑う．
(4) 陰嚢内血腫は充実性腫瘤としてやや硬く触れ，精巣はわかりにくい．
(5) 血腫が小さく，増大傾向がなく，超音波検査で正常の精巣が認められれば，局所の圧迫など保存的療法を行うが，大きいものや精巣が識別できないものは白膜損傷の可能性があるので，手術にふみきる．

3. シェーンライン・ヘノッホ紫斑病

(1) 原因不明の急性血管炎によって皮膚，関節，腸管，尿路性器などに病変をきたす紫斑病であり，幼児に好発する．
(2) 主な症状は紫斑，関節痛，腹痛，血便，血尿などである．
(3) 陰嚢・精巣に病変がおよぶと，陰嚢は有痛性腫脹と発赤がみられ，精巣は腫大する．触診上精巣捻転との鑑別が困難なこともあるが，精巣の血流は良好である．
(4) 診断には他臓器所見の有無がポイントになる．
(5) 治療はステロイド投与が中心になる．

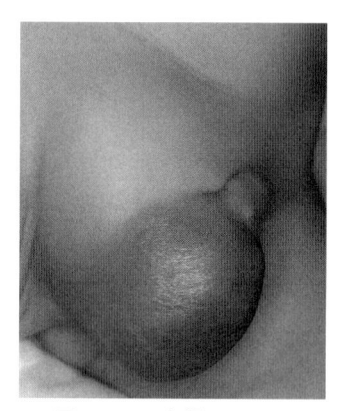

図 17-11 嵌頓ヘルニア
鼠径部から陰嚢にかけて圧痛の著明な緊満した腸管を触れる．陰嚢は赤紫色を呈する．本例では腸管壊死は認めなかった（口絵参照）．

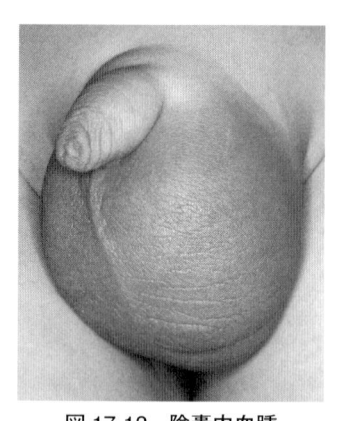

図 17-12 陰嚢内血腫
陰嚢は赤く腫大し，内容物は充実性でやや硬く，精巣は触れにくい．本例は外傷性の陰嚢内出血であったが，陰嚢表面には創はなく，手術の結果，精巣白膜の明らかな断裂は認められなかった．年少児では本人からの訴えが乏しいので，充実性の陰嚢腫大があるときは陰嚢外傷の可能性を常に考えなければならない（口絵参照）．

4．特発性陰嚢浮腫

(1) 10歳以下の学童に好発し，急激に片側または両側の陰嚢浮腫をきたす．
(2) 陰嚢所見は浮腫だけのことが多いが，発赤を伴うこともある（図 17-13）．
(3) 紫斑など他臓器の変化がなく，精巣・精巣上体も正常であることで診断する．
(4) 陰嚢浮腫は放置しておいても数日間で消失することが多い．

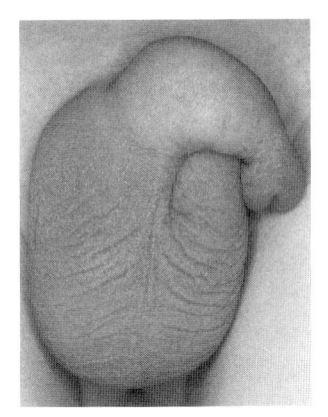

図 17-13 特発性陰嚢浮腫
陰茎・陰嚢に発赤と浮腫を認める．陰嚢内容物は正常であり，また包皮炎もおこしていない（口絵参照）．

参考文献

1) Schneck FX, Bellinger MF：Abnormalities of the testes and scrotum and their surgical management. In：Campbell-Walsh Urology, 9th ed., edited by Wein AJ, Kavoussi LR, Novick AC et al, pp3761-3798, Saunders, Philadelphia, 2007.
2) 後藤智隆，柿澤至恕：小児急性陰嚢症の臨床的検討．日泌尿会誌 90：663-668, 1999.
3) 妹尾康平：急性陰嚢症．生駒文彦，川村猛，小柳知彦（編），小児泌尿器科学書，pp436-452，金原出版，東京，1998.

日本語索引

あ

アンドロゲン生合成障害　155
アンドロゲン不応症候群　157

い

異所性腎　49
異所性精巣　202
異所性尿管瘤　79, 170
移動精巣　202
陰核形成術　164
陰核肥大　10, 150, 164
陰茎欠損　200
陰茎前位陰嚢　8, 163
陰唇癒着　10, 152, 168
陰嚢形成術　163
陰嚢腫大　8
陰嚢水瘤　219
陰嚢内血腫　235
陰嚢部痛　3

う

ウォルフ管　70, 143

え

遠位型尿道下裂　181

か

ガルトナー管　73
過活動膀胱　87, 133
下極尿管　69
核医学検査　17
仮性包茎　172

間欠導尿　130, 137
環状切除術　178
完全型性腺発生異常症　149
完全重複尿管　69
嵌頓ヘルニア　234
嵌頓包茎　174

き

クラインフェルター症候群　149
亀頭包皮炎　173
機能障害性排泄　134
機能障害性排尿　16, 27, 87, 133
逆流性巨大尿管　60, 67, 99
逆流性腎症　18, 89
逆流防止術　97
急性陰嚢症　224
急性糸球体腎炎　23
急性巣状細菌性腎炎　31
巨大尿管　60
巨大尿道　122
近位型尿道下裂　181

け

係留脊髄症候群　123
経尿道的尿管瘤切開術　84
経尿道的弁切除術　111, 117
血清シスタチンC　12
血尿　20
原発性VUR　86

こ

高カルシウム尿症　25
抗菌薬　30

抗コリン薬　130, 137, 141
交通性精巣水瘤　220
後部尿道弁　108
抗利尿ホルモン　138, 141
骨盤腎　50
混合型性腺発生異常症　149, 159

さ

索切除術　186
索変形　180
三環系抗うつ薬　137, 141

し

シェーンライン・ヘノッホ紫斑病　235
糸球体疾患　20
糸球体濾過量　12
紫斑病性腎炎　24
社会的性　155, 160, 161
手圧排尿　130
重複陰茎　200
重複腎盂尿管　69
重複尿管　69
重複尿道　120
出血性膀胱炎　33
小陰茎　198
上極尿管　69
消失精巣　203
常染色体優性多発性嚢胞腎　56
常染色体劣性多発性嚢胞腎　55
鞘膜　219, 226
静脈性腎盂造影　16
処女膜閉鎖　169
腎盂形成術　45
腎盂腎炎　28, 29
腎盂尿管移行部　34
腎機能検査　12
神経因性膀胱　123
神経血管束　164, 186
神経性頻尿　4
腎シンチグラフィ　18, 29, 53, 75, 82, 89, 96
真性包茎　30, 172
腎摂取率　18
腎内逆流　89
腎瘢痕　30, 89
腎無形成　48
腎無発生　48
腎瘻術　45

す

ステロイド軟膏療法　177
髄質海綿腎　58
水腎症　34
水腎水尿管症　109, 128
水尿管症　60

せ

精索静脈瘤　9
精索水瘤　219
精索捻転　224
性腺腫瘍　160, 166
精巣挙筋反射　230
精巣欠損　203, 208
精巣決定因子　143
精巣固定術　210
精巣腫大　8
精巣腫瘍　8, 159, 204, 227
精巣上体炎　231
精巣鞘膜　226
精巣垂捻転　233
精巣水瘤　8, 219
精巣生検　205
精巣性性分化異常症　149
精巣性女性化症候群　158

精巣捻転　8, 205, 224
精巣付属器捻転　233
性同一性障害　157, 167
性分化　143
　──異常　148
　──疾患　148
切迫性尿失禁　133
潜在性二分脊椎　123
線状性腺　149, 159
先天奇形症候群　6, 181, 198
先天性逆流性腎症　89
先天性尿道狭窄　117
先天性副腎過形成　156
前部尿道憩室　115
前部尿道弁　115
前立腺小室囊胞　119

そ

総排泄腔外反　105
総排泄腔膜　105, 143
続発性VUR　86
鼠径ヘルニア　8, 205, 222, 234

た

ターナー症候群　149
多囊胞性腎　51, 57
多囊胞性異形成腎　57
多発性囊胞腎　57
多房性腎囊胞　57
単純性尿管瘤　79

ち

恥垢　10, 174
腟形成術　164
腟欠損　168
腟子宮留水症　5
昼間尿失禁　135, 142

超音波検査　14, 29, 35, 52, 208

て

デスモプレシン　141
停留精巣　202

と

特発性陰囊浮腫　236

な

内因性クレアチニンクリアランス　13

に

二期的精巣固定術　212
二期的尿道形成術　194
二分陰囊　8, 150, 163, 180
二分脊椎　123
尿意切迫感　133
尿管異所開口　69, 73
尿管芽　70, 143
尿管下端狭窄　69, 114
尿管形成術　63
尿管性尿失禁　73
尿管皮膚瘻術　112
尿管膀胱新吻合術　63, 97
尿管縫縮術　63
尿管瘤　69, 79
　──摘除術　84
尿検査　11, 29
尿失禁
　　　5, 106, 109, 116, 117, 124, 128, 133
尿生殖洞　150, 164
尿道下裂　9, 180
尿道形成術　188
尿道上裂　105
尿道脱　171
尿道板　188

尿道皮膚瘻閉鎖術　196
尿膜管　103
　——開存　103
尿流動態検査　126, 133
尿流量　126
尿量　4
尿路感染症　26, 87, 174, 232
尿路変更術　111

の

囊胞性腎疾患　51
囊胞性二分脊椎　123

は

敗血症　30, 43, 92
排尿回数　4
排尿筋過活動　128
排尿筋括約筋協調不全　127, 133
排尿困難　5, 109, 116
排尿時膀胱尿道造影　15, 92
排尿痛　5
排便障害　134
発熱　2, 26, 28, 34, 61, 73, 79, 92, 109
馬蹄腎　49
瘢痕　18, 28, 89
半腎尿管摘除術　77

ひ

非糸球体疾患　20
非触知精巣　208
菲薄基底膜症候群　24
頻尿　4

ふ

プルンベリー症候群　67, 103
不完全重複尿管　69
腹圧性尿失禁　128

副尿道　120
腹部腫瘤　3
不妊症　204
分腎機能　18, 40

へ

閉塞性乾燥性亀頭炎　172, 174
閉塞性巨大尿管　60
便秘　134

ほ

包茎　9, 172
膀胱外反　105
膀胱訓練　140
膀胱憩室　103
膀胱コンプライアンス　126
膀胱内圧測定　126
膀胱尿管逆流　27, 86
膀胱容量　4
膀胱瘻術　112
傍尿道口囊腫　10, 200
傍尿道囊腫　169
包皮口拡大術　180

ま

埋没陰茎　199

み

ミクロペニス　198
ミュラー管　143
　——遺残症候群　120, 149
　——囊胞　119
　——抑制物質　143, 208
未分化性腺　143

む

無症候性血尿　20, 21

| や |

夜尿アラーム 140
夜尿症 135, 138

| ゆ |

融合腎 49
遊走精巣 202, 206, 216

| よ |

葉酸 124
翼状陰茎 199

| ら |

ライフェンスタイン症候群 158
卵精巣性性分化異常症 161

| り |

利尿レノグラフィ 38, 62

| れ |

レノグラフィ 17
レノグラム 38

外国語索引

| A |

α_1-マイクログロブリン 13, 93
α ブロッカー 137
abdominoscrotal hydrocele 219
acute scrotum 224
ADPKD 56
AIS 150, 157
Alport 症候群 24
ambiguous genitalia 150
Anderson-Hynes 法 45
androgen insensitivity syndrome 150
anterior urethral diverticulum 115
anterior urethral valve 115
ARPKD 55
autosomal dominant polycystic kidney disease 56
autosomal recessive polycystic kidney disease 55

| B |

β_2-マイクログロブリン 13
balanitis xerotica obliterans 174
balanoposthitis 173
bladder and bowel dysfunction 134
blue dot sign 234

| C |

CAH 150, 156
chance hematuria 20
chordectomy 186
chordee without hypospadias 180, 187
circumcision 178
Cobb's collar 117
Cohen 法 99
congenital adrenal hyperplasia 150
cryptorchidism 202

D

detrusor sphincter dyssynergia 127, 133
detrusorrhaphy 99
dismembered pyeloplasty 45
distal hypospadias 181
diuretic renography 38
dorsal plication 186
DR 38
DSD 127, 133, 148, 185
Duckett 法 189
dysfunctional elimination syndrome 134
dysfunctional voiding 133

E

ectopic ureter 73
ectopic ureterocele 79

F

flap vaginoplasty 164
folding 法 66
Fowler-Stephens 法 212

G

GFR 12, 13
giggle incontinence 134
gonadal dysgenesis 150

H

hCG 負荷試験 155, 159, 208
Hinman 症候群 134
Horton-Devine 法 194
hydrocele 219
hydroureter 60
hypospadias 180

I

IgA 腎症 24
IVP 16, 36, 58, 61, 73, 82

K

Klinefelter 症候群 198
Klippel-Feil 症候群 48, 168

L

Lich-Grégoir 変法 99
loop ureterostomy 113

M

Mayer-Rokitansky-Küster-Hauser 症候群 48, 150, 168
MCDK 51
medullary sponge kidney 58
megaureter 60
―― megacystis syndrome 87
Menkes 症候群 103
MGD 150, 159
migratory testis 202
MIS 143, 208
Mitrofanoff 式尿禁制導尿路造設術 131
mixed gonadal dysgenesis 150
MNE 138
monosymptomatic nocturnal enuresis 138
multicystic dysplastic kidney 51
multilocular renal cyst 57
MURCS 連合 149

N

NAG 13
neurogenic bladder 123
neurovascular bundles 164, 186
NGB 123

non-neurogenic neurogenic bladder 134
nubbin 207, 214
nutcracker 現象 25

O

orchidopexy 210
orthoplasty 186
ovotestis 161

P

paraphimois 174
patent urachus 103
phimosis 172
plication 法 66
Politano-Leadbetter 法 97
posterior urethral valve 108
Potter 症候群 5, 48
pressure-flow study 42
proximal hypospadias 181

R

reduction clitoroplasty 164
reflux nephropathy 89
retractile testis 202
ring ureterostomy 113

S

scar 89
smegma 174
Snodgrass 法 189
SRY 143
streak gonad 149, 150
ST 合剤 31, 96

T

Tamm-Horsfall 蛋白 89

tapering 法 64
^{99m}Tc-DMSA 18, 89
^{99m}Tc-DTPA 17, 39
^{99m}Tc-MAG3 17, 39
transverse preputial island flap 法 189
tubularized incised plate 法 189
Turner 症候群 6, 48, 49

U

ultrasonography 14
undescended testis 202
UPJ 34
ureterocele 79
ureteropelvic junction 34
urethral plate 188
urethroplasty 188
urinary tract infection 26
US 14, 73, 82
UTI 26, 87, 89, 136

V

valve bladder 113
vanishing testis 203, 208, 214
VCUG 15, 29, 36, 75, 82, 92, 109
vesicostomy 112, 131
vesicoureteral reflux 86
voiding cystourethrography 15
voiding dysfunction 133
VUR 16, 27, 60, 69, 86, 113, 128, 136

W X Y

Whitaker テスト 42

XX 男性 148

yoke 法 191

MEMO

MEMO

MEMO

MEMO

MEMO

MEMO

著者略歴

寺島和光（てらしま　かずみつ）

- 1964年　横浜市立大学医学部卒業
- 1965年　在日米軍病院にてインターン修了
- 1969年　横浜市立大学医学部大学院修了
- 1969年～1972年　米国ヒューストン市ベイラー医大留学（泌尿器科レジデント）
- 1972年～2003年　神奈川県立こども医療センター泌尿器科部長
- 1996年　第5回日本小児泌尿器科学会会長
- 2004年～聖マリアンナ医大客員教授

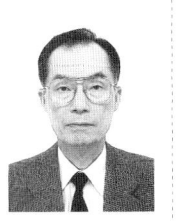

小児泌尿器科ハンドブック　Ⓒ 2005

定価（本体 3,800 円＋税）

2005年4月11日　1版1刷
2014年12月10日　　　3刷

著　者	寺　島　和　光
発行者	株式会社　南　山　堂
	代表者　鈴　木　肇

〒113-0034　東京都文京区湯島4丁目1-11
TEL編集(03)5689-7850・営業(03)5689-7855
振替口座　00110-5-6338

ISBN 978-4-525-35601-9　　　　Printed in Japan

本書を無断で複写複製することは，著者および出版社の権利の侵害となります．

JCOPY ＜(社)出版者著作権管理機構　委託出版物＞

本書の無断複写は著作権法上での例外を除き禁じられています．複写される場合は，そのつど事前に，(社)出版者著作権管理機構(電話 03-3513-6969, FAX 03-3513-6979, e-mail: info@jcopy.or.jp)の許諾を得てください．

スキャン，デジタルデータ化などの複製行為を無断で行うことは，著作権法上での限られた例外（私的使用のための複製など）を除き禁じられています．業務目的での複製行為は使用範囲が内部的であっても違法となり，また私的使用のためであっても代行業者等の第三者に依頼して複製行為を行うことは違法となります．